高校特色专业教材

实用老年健康保健指导

主　编　韦长元　曾志羽
副主编　刘丹丹　杨芳宇
编　委（以姓氏笔画为序）

韦长元（广西医科大学护理学院）
韦　薇（广西医科大学第一附属医院）
卢运红（广西医科大学护理学院）
刘丹丹（广西医科大学护理学院）
阳玉群（广西医科大学护理学院）
邹宝林（广西医科大学第一附属医院）
秦宗娟（广西壮族自治区江滨医院）
梁凯琴（广西医科大学护理学院）
曾志羽（广西医科大学）
路平华（山东第一医科大学附属肿瘤医院）
韦荣泉（广西医科大学附属肿瘤医院）
尹　瑶（广西医科大学护理学院）
冯　辉（中南大学湘雅护理学院）
刘红霞（广西医科大学第一附属医院）
杨芳宇（首都医科大学护理学院）
林　清（广西医科大学护理学院）
莫小樱（广西壮族自治区人民医院）
曾玉萍（广西医科大学第一附属医院）
雷　蕾（广西医科大学护理学院）
谭静文（广西医科大学第一附属医院）

科学出版社
北　京

内 容 简 介

本教材共分 10 章，内容包括绪论、与老年人的沟通技巧、老年综合评估、老年人心理保健与指导、老年人安全用药护理、老年人日常照护指导、常见老年综合征的保健、老年人常见疾病保健、老年人常见安全问题与应急处理、临终关怀。本教材立足于培养老年护理实用型人才，以老年健康保健为出发点，以职业教育需求为导向，以岗位能力为本，体现新理论、新技术、新方法。

本教材适用于本科护理专业、高职高专护理专业，也可供老年专科护士培训及老年护理机构护理人员继续教育等使用。

图书在版编目（CIP）数据

实用老年健康保健指导/韦长元，曾志羽主编. —北京：科学出版社，2022.11

高校特色专业教材

ISBN 978-7-03-067546-0

Ⅰ. 实… Ⅱ. ①韦… ②曾… Ⅲ. 老年人–保健–高等学校–教材 Ⅳ. R9952

中国版本图书馆 CIP 数据核字（2020）第 260368 号

责任编辑：段婷婷 谷雨擎 / 责任校对：杨 赛 周思梦

责任印制：苏铁锁 / 封面设计：蓝正设计

科学出版社出版

北京东黄城根北街 16 号

邮政编码：100717

http://www.sciencep.com

北京凌奇印刷有限责任公司印刷

科学出版社发行 各地新华书店经销

*

2022 年 11 月第 一 版 开本：787×1092 1/16

2022 年 11 月第一次印刷 印张：11

字数：265 000

POD定价： 49.80元

（如有印装质量问题，我社负责调换）

前　　言

为了贯彻落实《“十四五”国家老龄事业发展和养老服务体系规划》、《国务院关于加快发展养老服务业的若干意见》及《“健康中国 2030”规划纲要》提出的大力发展老年护理事业，加快老龄事业和产业发展要求，本书根据应用型护理人才培养规划及护士执业资格考试大纲要求，紧紧围绕培养目标、岗位需求、社会需求，为学生提供具有职业教育特点的、高水平的、配套系列理论及实践的教材。

本教材针对在老年护理学教学以及老年护理技能操作过程中存在的问题和难点进行编写，以“岗位胜任力”为导向，在充分重视培养学生掌握“基本理论知识”的基础上，加强规范操作具体流程，并在内容和形式上进行了创新，更贴合培养具有老年综合评估及老年共病整体护理能力的高素质、技术技能“应用型”老年护理人才的总体目标。

本教材注重培养护理专业学生良好的专业素质和岗位技能，介绍了常用的针对老年人的重点护理技能任务，包括老年人日常生活保健、老年人心理保健与指导、与老年人的沟通技巧、老年人安全用药管理、老年人常见疾病保健、老年综合评估、常见老年综合征的保健、老年人常见安全问题与应急处理、临终关怀等内容，并对操作内容进一步细化。

本书融入“以人为本”的优质护理服务理念，以案例为引导，利于情景教学、理实一体化教学等多种教学方法的开展，提高学生的学习兴趣，利于培养学生评判性思维和应用知识解决实际问题的能力。另外，本书增加了临床护理发展最新的知识和技术，体现了课程设置的先进性、实用性，为学生知识及技能的提升提供了拓展空间。

本书在编写过程中，得到了各位编者和单位领导的大力支持，在此谨表示诚挚的感谢。由于编者的能力有限，书中若有不足之处，敬请指正与谅解。

编　者

2022 年 6 月

目　录

第一章　绪论……1
第1节　老龄化社会……1
第2节　衰老的概念与机制……3
第3节　老年保健的概述……4
第二章　与老年人的沟通技巧……10
第1节　沟通的概述……10
第2节　沟通前的知识准备……13
第3节　沟通的技巧……18
第4节　与特殊状态老年人的沟通……24
第三章　老年综合评估……29
第1节　概述……29
第2节　老年综合评估的内容与方法……30
第3节　老年综合评估的运用与实施……39
第四章　老年人心理保健与指导……41
第1节　老年人心理特点……41
第2节　老年人常见心理问题与护理……44
第3节　老年人情绪管理与心理健康维护……48
第五章　老年人安全用药护理……50
第1节　概述……50
第2节　老年人用药原则……52
第3节　老年人安全用药护理……55
第六章　老年人日常照护指导……58
第1节　饮食照护……58
第2节　清洁卫生照护……63
第3节　压力性损伤预防……77
第4节　排泄护理……81
第5节　辅具使用……86
第6节　转移照护……89
第7节　睡眠照护……91

第 8 节　热水袋保暖……96
第七章　常见老年综合征的保健……99
第 1 节　肌少症……99
第 2 节　衰弱症……102
第 3 节　便秘……104
第 4 节　视力障碍……109
第 5 节　听力障碍……111
第八章　老年人常见疾病保健……115
第 1 节　老年人疾病特点……115
第 2 节　脑卒中的保健与护理……116
第 3 节　认知障碍患者的保健与护理……125
第 4 节　高血压患者的保健与护理……129
第 5 节　冠心病患者的保健与护理……132
第 6 节　慢性阻塞性肺疾病患者的保健与护理……137
第 7 节　糖尿病患者的保健与护理……140
第九章　老年人常见安全问题与应急处理……147
第 1 节　跌倒……147
第 2 节　走失与防范……151
第 3 节　烫伤与防范……153
第 4 节　误吸和噎食……156
第十章　临终关怀……160
第 1 节　概述……160
第 2 节　老年人的死亡教育……162
第 3 节　老年人的临终护理……163
附录　中国老年人潜在不适当用药目录……166

第一章　绪　　论

随着人们生活条件的改善和科学技术的日益进步，人类平均寿命不断延长，老年人在社会总人口中所占比例不断增加，人口老龄化问题已成为当今世界所关注的重要社会问题之一。

第 1 节　老龄化社会

案例　1-1

范某，普通职工，父母均已退休在家，家中有 86 岁的祖母和 92 岁的祖父需要人照顾。范某父母的身体也不好，经常到医院就诊和取药。范某既要忙于工作，还要操心即将高考的儿子，老人一生病，自己便要单位、医院两头跑，十分辛苦。如何提高老人们的生活质量是范某苦苦思索的问题。范某想请保姆照顾老人们，但经济负担较重，并且也很难找到合适的人选。

问题： 1. 简述范某家的家庭特点？

2. 我们应该如何应对老龄化社会？

一、人口老龄化

（一）定义

人口老龄化是指老年人口占总人口的比例随着时间推移而不断上升的一种动态过程。世界卫生组织（WHO）通过以下两个方面来判断是否为老龄化社会，一是老年人口相对增多，在总人口中所占比例不断上升；二是社会人口结构呈现老年状态。

（二）老龄化社会的划分

人口年龄结构是指一定时间内各年龄组人口在全体人口中所占的比例。它是过去和当前人口出生、死亡、迁移变动对人口发展的综合作用，也是经济增长和社会发展的结果。随着老年人口总数的增加，社会中的老年人口总数比例不断上升，形成“老年型人口”或“老龄化社会”。

WHO 对老龄化社会的划分有两个标准，见表 1-1。

表 1-1 老龄化社会的划分标准

判断指标	发达国家	发展中国家
老年人年龄界限	65 岁	60 岁
青年型（老年人口系数）	＜4%	＜8%
成年型（老年人口系数）	4%～7%	8%～10%
老年型（老年人口系数）	≥7%	≥10%

1. 发达国家的标准 65 岁及以上老年人口占总人口数的 7%及以上，定义为老龄化社会（老龄化国家或地区）。

2. 发展中国家的标准 60 岁及以上老年人口占总人口数 10%及以上，定义为老龄化社会（老龄化国家或地区）。

二、我国人口老龄化社会的现状

据国家统计局 2021 年 5 月发布的《第七次全国人口普查公报》显示：全国总人口为 14.43 亿人，其中，60 岁及以上人口为 2.64 亿人，占 18.29%，65 岁及以上人口为 1.9 亿人，占 12.69%。与此同时，失能、半失能老年人口的比例高、增长快，导致老年长期照护人员需求激增。

1. 我国老年人口规模大且发展迅速 我国人口基数庞大，2020 年第七次全国人口普查与 2010 年第六次全国人口普查相比，60 岁及以上人口的比重上升 5.44 个百分点，65 岁及以上人口的比重上升 4.63 个百分点。除西藏外，其他 30 个省份 65 岁及以上老年人口比重均超过 7%，其中，12 个省份 65 岁及以上老年人口比重超过 14%。预计到 2025 年我国 60 岁及以上老年人将突破 3 亿，2050 年将达到 4.8 亿。庞大的老年人口，直接关系着社会经济的发展和人们生活水平的提高。由此可见，我国的老龄化进程日益加剧，关注和重视老龄化问题已刻不容缓。

2. 我国各地区老龄化发展不平衡 我国人口老龄化发展具有明显的区域特征。经济发达、人口密集的东部沿海地区老龄化程度最高，中部次之，西部经济欠发达地区最低。城乡之间的老龄化发展也存在差异。由于我国城市化进程加速，农村大量青壮年劳动力迁移到城市，农村人口老龄化程度和速度都高于城市。

3. 未富先老，经济压力巨大 发达国家先有经济的高速发展和物质财富的充分积累，然后才进入老龄化社会，即“先富后老”，国家有足够的物质条件解决养老问题。而我国是在经济不发达的情况下提前进入老龄化社会，是典型的“未富先老”国家，因此，要解决众多人口的养老问题还缺乏雄厚的物质基础。超前的人口老龄化社会将对我国未来社会经济发展产生深刻的影响并带来沉重的压力。

三、老龄化社会带来的挑战和应对策略

（一）人口老龄化带来的挑战

1. 给社会养老带来挑战 老年人口数量大、增速快，因此社会养老资源的需求呈快速

增长的趋势。农村老年人一旦失去劳动能力而子女又没有能力赡养或无子女赡养时，就需要养老院、敬老院等养老机构来承担养老任务。因此，需要大力发展社会保障事业，建立更加完善的社会养老保险体系。

2. 给家庭赡养功能带来挑战 老龄化导致家庭规模和结构发生变化，家庭养老功能被削弱。传统社会的家庭中往往是老年人少而子孙多，现代社会的家庭中则是老年人多而子孙少，这种家庭结构会给家庭养老带来极大压力。其中，农村“留守老年人”的养老问题尤为突出。

（二）人口老龄化的应对策略

目前，我国已成为全世界老年人口数量最多、老龄化速度最快的国家，应对人口老龄化难度大、任务重。2019 年中共中央、国务院印发了《国家积极应对人口老龄化中长期规划》（以下简称《规划》），这份《规划》是我国积极应对人口老龄化的战略性、综合性、指导性文件。《规划》不但明确了积极应对人口老龄化的战略目标，而且从 5 个方面部署应对人口老龄化的具体工作任务，对我国积极应对人口老龄化具有重大意义和指导价值。

一是夯实应对人口老龄化的社会财富储备。通过扩大总量、优化结构、提高效益，实现经济发展与人口老龄化相适应。通过完善国民收入分配体系，优化政府、企业、居民之间的分配格局，稳步增加养老财富储备。健全更加公平更可持续的社会保障制度，持续增进全体人民的福祉水平。

二是改善人口老龄化背景下的劳动力有效供给。通过提高出生人口素质、提升新增劳动力质量、构建老有所学的终身学习体系，提高我国人力资源整体素质。推进人力资源开发利用，实现更高质量和更加充分就业，确保积极应对人口老龄化的人力资源总量足、素质高。

三是打造高质量的为老服务和产品供给体系。积极推进健康中国建设，建立和完善包括健康教育、预防保健、疾病诊治、康复护理、长期照护、安宁疗护的综合、连续的老年健康服务体系。健全以居家为基础、社区为依托、机构充分发展、医养有机结合的多层次养老服务体系，多渠道、多领域扩大适老产品和服务供给，提升产品和服务质量。

四是强化应对人口老龄化的科技创新能力。深入实施创新驱动发展战略，把技术创新作为积极应对人口老龄化的第一动力和战略支撑，全面提升国民经济产业体系智能化水平。提高老年服务科技化、信息化水平，加大老年健康科技支撑力度，加强老年辅助技术研发和应用。

五是构建养老、孝老、敬老的社会环境。强化应对人口老龄化的法治环境，保障老年人合法权益。构建家庭支持体系，建设老年友好型社会，形成老年人、家庭、社会、政府共同参与的良好氛围。

第 2 节 衰老的概念与机制

老化是一种自然规律，是个体自出生到成熟期后，随着年龄增长，逐渐衰老或衰弱的过程。人们不可违背这个规律。但是，良好的生活习惯和保健措施可以有效地延缓衰老、降低衰老相关疾病的发病率，提高生活质量。

（一）衰老的概念

衰老（aging，senescence）是正常的生理老化现象，衰指形体衰退；老指老化。衰老是指随着年龄的增长而产生的一系列生理功能和形态方面的各种老化征象，导致人体对内外环境的适应能力逐渐减退，即机体各器官功能普遍且逐渐降低的过程。

衰老分为两类，即生理性衰老和病理性衰老。生理性衰老只是随着年龄的增长所出现的生理性退化，是人体在体质方面随年龄而发生的变化，这是一切生物的普遍规律。病理性衰老是内在的或外在的原因使人体发生病理性变化，使衰老现象提前发生，又称早衰。此外，还有一种衰老现象，称为心理性衰老。心理活动是比生理活动更高级的物质运动形式，但由于各种原因，人的心理功能和生理功能的衰老并非同步进行，先出现“未老先衰”的心理状态，进而影响机体的整体功能，是心理性衰老的表现。

在生物学上，衰老是生物随着时间推移的必然结果，它是复杂的自然现象，表现为结构的退行性变化、功能的衰退以及适应性和抵抗力的减退。

在生理学上，衰老是从受精卵开始一直持续到老年时期的个体发育过程。

在病理学上，衰老是应激和劳损、损伤和感染、免疫反应衰退、营养失调、代谢障碍以及滥用药物等积累的结果。

在社会学上，衰老是个人对新鲜事物失去兴趣、超脱现实、喜欢怀旧等的外在和情绪表现。

（二）衰老的机制

1. 遗传基因学说 任何生物都按照“出生、发育、成熟、衰老、死亡”五个阶段走完生命的全过程。遗传基因学说认为这一规律是生物“内在”的属性，是生物体内某个“生物钟”控制下程序化的过程。

2. 自由基学说 自由基是一种未配对电子的原子、原子基团或分子，它伴随着代谢过程而在体内不断产生。人体内自由基可以夺取一个电子而使其他物质氧化，自由基具有极强的氧化反应能力。自由基可使细胞膜损伤，细胞衰老、死亡；可与细胞中的蛋白质、核酸相互作用造成染色体畸变，细胞突变，导致癌症；可使体内胶原蛋白的交联变性，引起骨质疏松、皮肤皱缩、机体老化。随着年龄增长，自由基清除系统功能减退，自由基产生增加，加速了机体的衰老性变化。

3. 免疫功能下降学说 免疫系统是人体最主要的调节系统之一，主要有胸腺、骨髓、脾脏和分布全身的淋巴结。胸腺分泌胸腺素，制造 T 淋巴细胞，负责细胞免疫；骨髓分泌 B 淋巴细胞，形成抗体，引起有效的免疫反应。免疫系统的功能是免疫监视、免疫自稳和免疫防御。人到中年以后免疫功能下降，易感染、易患癌症、易致自身免疫性疾病，引起机体衰老和死亡。

第 3 节　老年保健的概述

案例 1-2

张某，76 岁，因“脑卒中导致右侧肢体偏瘫，伴语言功能障碍”而住院治疗。2 周后病情稳定转入康复科进行肢体及语言康复训练。3个月后，可以独自站立，能缓慢地行走，能用语言进行简单表达，但含糊不清。张某有两个小孩，女儿在加拿大工作，儿子在身边，但每天要去单位上班，因此请了保姆照顾张某。但张某每天都感到孤独、沮丧。

问题：1. 面对我国老龄化社会的特点，我国老年保健的主要目的是什么？

2. 老年保健的目标人群都有哪些？

老龄化的发展趋势是不可逆转的，快速增长的人口老龄化已经演变为一个严峻的社会化问题。如何通过老年保健照护，让老年人生活得更健康、更有意义、更有尊严，是医学界需要重点思考的问题。WHO 于 2015 年 10 月 1 日国际老年人日发布的报告中提出了三个关键行动领域，要求从根本上改变社会对于老龄化和老年人需求的应对，要求将现有卫生系统从以治疗急性病为中心的系统转变为能为更多老年人提供多发慢性病长期照料的系统。第一项行动是建设老年人友好型环境；第二项行动是调整卫生系统，使之满足老年人的需求；第三项行动是要求政府发展长期保健系统，减少急性卫生服务的不必要使用，保证人民能够在生命最后阶段活得有尊严。

一、老年保健的概念

老年保健（health care in elderly）是指在平等享用卫生资源的基础上，充分利用现有的人力、物力，以促进和维持老年人健康为目的，发展老年保健事业，使老年人得到基本的医疗、护理、康复和保健等服务。

二、老年保健目的

老年保健的目的是最大限度地延长老年期生活自理的时间，缩短功能丧失及在生活上依赖他人的时段，从而延长健康预期寿命、提高老年人生活质量，进而实现健康老龄化。实行老年保健，不仅能维持和促进老年人的健康，达到预防、治疗和功能锻炼的目的，同时也可以促进老年福利事业的发展。这需要全社会的共同努力，包括医疗机构、社区和家庭等各个环节的共同努力。

三、老年保健的目标人群

（一）高龄老年人

随年龄的增加，退行性疾病及精神疾病的发病率增加，在高龄老年群体中，60%～70%的老年人有慢性疾病，且常有多种疾病共存，导致活动受限甚至残疾，生活不能自理，需要较多的照护。

（二）独居老年人

随着社会经济的发展和人口老龄化以及家庭结构的变化，独居老人越来越多，因此，对医疗保健或社区服务的需求也逐渐增加，如定期巡诊、居家医疗护理服务、健康咨询、老年保健服务及帮助老年人购置生活必需品等生活服务。

（三）丧偶老年人

丧偶老年人的数量随着年龄的增加而增多，女性的丧偶率明显高于男性。丧偶老年人的孤独感和心理问题发生率均高于有配偶者。丧偶使多年夫妻生活所形成的互相关爱、互相支持的平衡状态突然被打破，夫妻中的一方失去关爱和照护，感到生活无望、乏味，甚至积郁成疾。

（四）患病老年人

患病老年人是老年保健的重点人群，老年人患病后身体状况较差，生活自理能力下降，需要全面、系统的治疗，故而增加了经济负担。为缓解经济压力，部分老年人会自行购药、服药，易延误诊断和治疗。

（五）精神障碍老年人

老年人的精神障碍主要是痴呆，痴呆使老年人生活失去规律，不能自理，常伴有营养障碍，并会加重原有的躯体疾病。因此，痴呆老年人需要的医疗和护理服务明显高于其他人群，应引起全社会的重视。

四、老年保健的原则

老年保健的原则是开展老年保健工作的行动准则，为今后的老年保健工作提供指导。

（一）老年保健的基本原则

1. 全面性原则 老年人健康包括身体、心理和社会三方面的健康，故老年保健也应该是多维度、多层次的。全面性原则包括：①老年人的躯体、心理及社会适应能力和生活质量等方面的应对；②疾病和功能障碍的治疗、预防、康复及健康促进。因此，建立统一、全面的老年保健计划是非常有益的。许多国家已经把保健服务和计划纳入不同的保健组织机构，保健机构与社会服务统一协调，更好地适应老年人的健康需求。

2. 区域化原则 老年保健的区域化原则是指为使老年人能方便、快捷地获得保健服务，服务提供者能更有效地组织保健服务，提供以社区为基础的老年保健。工作重点是针对老年人独特的需求，确保在要求的时间、地点，为真正需要服务的老年人提供社会援助。

3. 费用分担原则 由于日益增长的老年保健需求和紧缺的财政支持，老年保健的费用应采用多渠道筹集社会保障基金的办法，即政府承担一部分、保险公司的保险金补偿一部分、老年人自付一部分。这种“费用分担”的原则越来越为大多数人所接受。

4. 功能分化原则 老年保健的功能分化随着老年保健需求的增加而增加，在对老年保健的多层次性有充分认识的基础上，在老年保健的计划、组织和实施及评价方面有所体现。由于老年人的疾病特点和其特殊的发展规律，以及老年人可能存在特殊的生理、心理和社会问题，要求不仅要有从事老年医学研究的医护人员，还应当有精神病学家、心理学家和社会工作者参与老年保健，老年保健在人力配备上也显示着明显的功能分化原则。

（二）联合国老年人原则

1. 独立

（1）老年人应能通过提供收入、家庭和社会支助以及自助，享有足够的食物、水、住房、衣着和保健。

（2）老年人应有工作机会或其他创造收入机会。

（3）老年人应能参与决定退出劳动力队伍的时间和节奏。

（4）老年人应能参加适当的教育和培训方案。

（5）老年人应能生活在安全且适合个人选择和能力变化的环境。

（6）老年人应能尽可能长期在家居住。

2. 参与

（1）老年人应始终融合于社会，积极参与制定和执行直接影响其福祉的政策，并将其知识和技能传给子孙后辈。

（2）老年人应能寻求和发展为社会服务的机会，并以志愿工作者身份担任与其兴趣和能力相称的职务。

（3）老年人应能组织老年人运动或协会。

3. 照顾

（1）老年人应按照每个社会的文化价值体系，享有家庭和社区的照顾和保护。

（2）老年人应享有保健服务，以帮助他们保持或恢复身体、智力和情绪的最佳水平并预防或延缓疾病的发生。

（3）老年人应享有各种社会和法律服务，以提高其自主能力并使他们得到更好的保护和照顾。

（4）老年人居住在任何住所、安养院或治疗所时，均应能享有人权和基本自由，包括充分尊重他们的尊严、信仰、需要和隐私，并尊重他们对自己的照顾和生活品质做决择的权利。

4. 自我充实

（1）老年人应能追寻充分发挥自己潜力的机会。

（2）老年人应能享用社会的教育、文化、精神和文娱资源。

5. 尊严

（1）老年人的生活应有尊严、有保障，且不受剥削和身心虐待。

（2）老年人不论其年龄、性别、种族或族裔背景、残疾或其他状况，均应受到公平对待，而且不论其经济贡献大小均应受到尊重。

五、我国老年人保健策略和措施

健康是保障老年人独立自主和参与社会的基础，推进健康老龄化是建设健康中国的重要任务，也是积极应对人口老龄化的长久之计。2019 年 11 月，国家卫生健康委员会发布《关于建立完善老年健康服务体系的指导意见》（以下简称《意见》），聚焦老年健康服务体系建设，提出了我国老年保健服务体系建设的策略与措施。

（一）主要策略

1. 加强健康教育 利用多种方式和媒体媒介，面向老年人及其照护者开展健康教育活动。积极开展中医药膳食疗科普等活动，推广中医传统运动项目，加强中医药健康养生养老文化宣传。

2. 加强预防保健 建立健全老年健康危险因素干预、疾病早发现早诊断早治疗、失能预防三级预防体系。落实国家基本公共卫生服务项目，加强老年人健康管理，提供生活方式和健康状况评估、体格检查、辅助检查和健康指导服务，将老年人健康管理作为基本公共卫生服务项目绩效评价的重要内容。

3. 加强疾病诊治 完善老年医疗资源布局，建立健全以基层医疗卫生机构为基础，老年医学和综合性医院老年医学科为核心，相关教学科研机构为支撑的老年医疗服务网络。

4. 加强康复和护理服务 充分发挥康复医疗在老年医疗服务中的作用，为老年患者提供早期、系统、专业、连续、全面的康复医疗服务。

5. 加强长期照护服务 探索建立从居家、社区到专业机构的失能老年人长期照护服务模式。实施基本公共卫生服务项目，为失能老年人上门开展健康评估和健康服务。通过政府购买服务等方式，支持社区嵌入式养老服务机构发展。

6. 加强安宁疗护服务 根据医疗机构的功能和定位，开设安宁疗护病区或床位，加快安宁疗护机构标准化、规范化建设。积极开展社区和居家安宁疗护服务。

（二）保障措施

1. 强化标准建设 制定老年人健康干预及评价标准。建立健全长期照护服务标准和管理规范，制定长期照护专业人员职业技能标准。制定老年医疗、康复、护理、安宁疗护等老年健康服务机构基本标准和服务规范，制定综合医院老年医学科建设和管理指南，制定老年友善医疗卫生机构标准。研究完善上门医疗护理和家庭病床服务的内容、标准、规范及收费和支付政策，建立健全保障机制，鼓励相关机构投保责任险、医疗意外险、人身意外险等，防范应对执业风险和人身安全风险，适当提高上门服务人员的待遇水平。

2. 强化政策支持 各地要积极出台实施扶持政策，在土地供应、政府购买服务等方面对老年健康服务发展予以支持和倾斜。鼓励社会力量举办老年医院、康复医院、护理院、安宁疗护中心等。

3. 强化学科发展 加强老年健康相关科学研究，通过各级财政科技计划支持老年健康相关预防、诊断、治疗技术和产品研发。加强老年健康相关适宜技术研发与推广。

4. 强化队伍建设 加强老年健康促进、老年医学及其相关专业人员的培训，建立培训机构，建设培训基地，提高相关人员的服务能力和水平。

5. 强化信息支撑 充分利用人工智能等技术。加强老年健康服务相关信息系统建设。积极探索“互联网+老年健康”服务模式，推动线上线下结合，开展一批智慧健康服务示范项目。

6. 强化组织保障 建立政府主导、部门协作、社会参与的工作机制，各地各有关部门要高度重视老年健康服务体系建设，将其纳入经济社会发展相关规划，纳入深化医药卫生体制改革和促进养老、健康服务业发展的总体部署，结合实际制定老年健康服务体系建设的具体规划和实施办法。

六、老年保健的任务

（一）医院的保健任务

各三级综合医院、专科医院和老年院等都可提供老年病急性期的医疗服务。医护人员应掌握老年患者的临床特征，运用多学科协作诊疗模式有针对性地做好住院老年患者的治疗、护理和健康教育工作。

（二）养老服务机构的保健任务

介于医院和社区家庭中间的老年服务保健机构有老年人疗养院、日间老年护理站、养（敬）老院、老年公寓等。这些老年服务机构的老年保健护理，可以增进老年人对所面临健康问题的了解和调节能力，指导老年人每日按时服药、康复训练，帮助老年人满足生活需要。

（三）基层医疗卫生机构的保健任务

国家卫生健康委员会在2019年发布的《关于做好2019年基本公共卫生服务项目工作的通知》中要求，2019年起将原重大公共卫生服务和计划生育项目中的妇幼卫生、老年健康服务、医养结合、卫生应急等内容纳入基本公共卫生服务。

基层医疗卫生机构结合历次老年人健康体检结果，每年对辖区内65岁及以上居家养老的老年人进行两次医养结合服务，内容包含：①血压测量、末梢血血糖监测、康复指导、护理技能指导、保健咨询、营养改善指导6个方面，对高龄、失能、行动不便的老年人上门进行服务。②为65岁及以上失能老年人提供健康评估与健康服务。健康服务的具体内容包括康复护理指导、心理支持等。

（邹宝林 韦长元）

第二章　与老年人的沟通技巧

人们通过语言、姿势、表情或其他信号等方式进行沟通、传递信息，以此表达个人的情感、观点及态度等。医学沟通是以患者为中心构筑医患信赖关系，并帮助医务人员在医疗团队中发挥其应有作用的重要手段，也是为老年人提供服务和帮助的重要方式。沟通受个体文化信仰、表达方式、理解能力等因素的影响。由于老年人受疾病、听力下降、理解能力及感知能力改变等因素的影响，因此在与老年人沟通的过程中，医务人员应该注意沟通的方式和技巧。

第 1 节　沟通的概述

案例　2-1

覃奶奶，68 岁，需要检测餐后 2 小时血糖。护士小兰接班后询知患者："覃老，您几点吃的第一口早餐？"，覃奶奶如实回答，小兰又说道："现在开始不要吃东西啦，两个小时后有检查。"到了抽血的时间，护士小兰按时给患者进行静脉采血，小兰说："覃老，到时间给您抽血啦，我给您卷起袖子。"患者听完后疑惑地看着护士，说："今早不是已经抽血了吗？为什么现在还要抽血？"

问题： 1. 护士在与患者的沟通中哪个环节没有做好？

2. 如何沟通才能达到更好的效果？

一、沟通的概念

（一）沟通的定义

当信息发出者的信息和接收者的解释（解码）内容相一致时，沟通（communication）成立。它包括三个释义：给予或告知；迁移和传输；交换。

（二）沟通的三个属性

1. 不可逆性　指当沟通完成信息的发出、传递、解释后，不能再重返到沟通前的状态。例如，当你认为沟通时自己的言语或行为举止在沟通时表达不当，希望重新表达成比较妥当的言行举止是不可能的，尽管可以进行补救和解释，也只能消除一部分人的疑惑或误解，很难改变之前产生的印象。

2. 不可重复性　沟通是一个不断变化的过程，同一条信息内容，不同的信息发出者根据自己对信息的理解和意图，通过不同形式的规则体系进行编码，用不同的渠道，传递给接收者。

不同的接受者，对同一条信息内容的理解也不一样，即便是同一个人面对同一条信息，在不同的外部环境下，也会产生不同的认识，因此沟通不可能出现重复的事件。

3. 不可替代性 沟通双方在沟通中产生的情感及建立的每段关系都是无法取代的。

（三）沟通的三个内涵

沟通的本质是信息传递，信息传递过程就是沟通，沟通的内容就是信息。它的内涵包括三方面：

1. 沟通是一种信息的获得 社会是人与人相互作用的场所，人与人之间可通过信息相互作用。科技的快速发展使人与人之间的信息获得途径形式多样、便捷，信息传播迅速、范围广泛。一方面信息正改变着我们的生产和生活方式，另一方面信息爆炸造成人们选择性困难，使得人们更加依赖多元的沟通方式来获取有益信息，因此，沟通本身就是一种获取信息的过程。

2. 有效的沟通基于双方对彼此观念的认同 受生活环境、家庭及学校教育、人生经历等因素的影响，不同个体对同一事物的认知千差万别。有效的沟通是指使用一定的沟通技巧，让双方克服可能由于语言差异或文化背景差异等因素造成的沟通障碍，使沟通双方的观念达成一致。

3. 沟通是一种目的明显的信息交换与反馈过程 沟通主体之间进行信息交换的过程实际上是一种认知传递的过程。如在宣教过程中，医务人员与患者同为沟通的主体，医务人员希望患者能对所患的疾病有正确的认识，帮助患者改变不良生活方式等，而患者则希望从医务人员处汲取更多、更新的知识，以实现有效的自我管理。交流过程中，应同时评价沟通双方是否实现知识的共享，达成共识，获得有效沟通。

二、沟通的六要素

沟通的要素包括以下六个方面：①沟通背景，即沟通发生的场所、环境及时间；②沟通内容，即所要传递的信息、思想、感情、意见和观点等；③信息传递者，即沟通信息的出处，可以是个体或机构；④信息接收者，即沟通信息的传递对象，可以是个体或机构；⑤信息传递通道，即信息传递的途径，是指信息由一方传递到另一方所通过的渠道，人们通过视、听及身体的感觉、感受传递各种信息；⑥信息沟通的反馈，即评估信息接收者对沟通的反应，可以帮助判断沟通是否达到预期效果，见图 2-1。

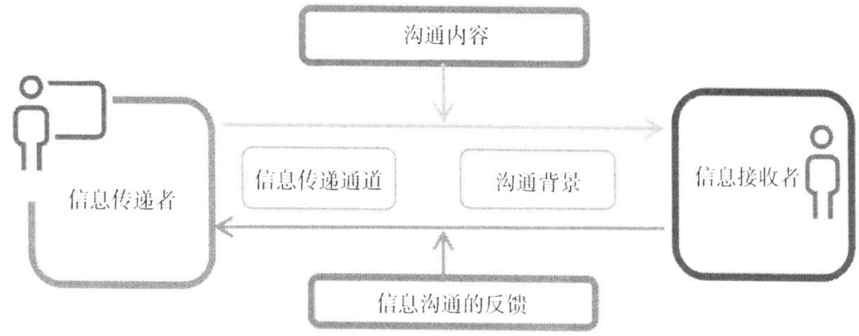

图 2-1 沟通的六要素

三、沟通的“7C 原则”

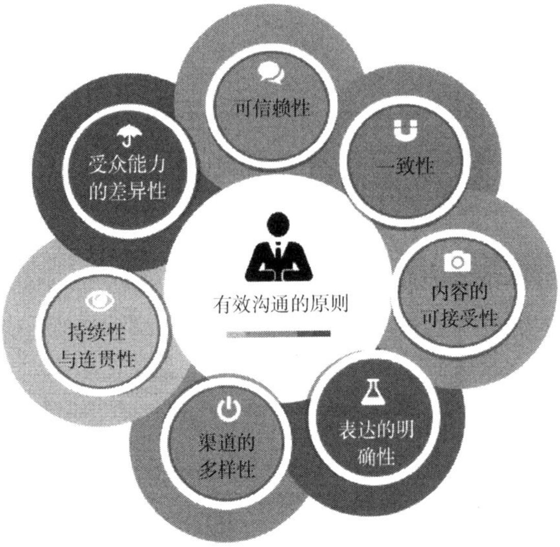

图 2-2　有效沟通的“7C”原则

被誉为“公关圣经”的著作《有效的公共关系》提出了有效沟通的“7C”原则，见图 2-2。

（1）可信赖性（credibility）：建立对传播者的信赖，沟通应该从彼此信任的气氛中开始。

（2）一致性（context）：指沟通须与环境（包括物质的、社会的、心理的、时间的环境等）相协调，沟通计划必须与组织的环境要求相一致，必须建立在充分调查研究环境的基础上。

（3）内容的可接受性（content）：指沟通内容须与信息接收者有关，必须能引起他们的兴趣，与其原有价值观念具有同质性，满足他们的需要。信息内容决定了公众的态度。

（4）表达的明确性（clarity）：指信息的表述应该简洁明了，所用词汇对信息传递者与信息接收者来说都代表同一个含义，复杂的内容要列出标题或采用分类的方法，便于公众接受。

（5）渠道的多样性（channels）：指应该利用现实社会生活中已经存在的信息传送渠道，因为要建立新的渠道是很困难的，在信息传播过程中，不同的渠道在不同阶段有不同的影响，所以，应该有针对性地利用信息渠道，以达到向目标公众传播信息的目的。

（6）持续性与连贯性（continuity and consistency）：沟通是一个没有终点的过程，要达到渗透的目的，必须对信息进行重复，但又须在重复中不断补充新的内容，这一过程应该持续地坚持下去。

（7）受众能力的差异性（capability of audience）：沟通必须考虑信息接收者能力的差异（包括注意能力、理解能力、接受能力和行为能力），采取不同方法实施传播才能使传播易被众人理解和接受。

四、沟通的三个阶段

（一）编码过程

编码过程是信息发送者生产并发送信息的过程，是将需要传递的信息以符号、语言、声音或者图像的形式演绎出来。编码过程中，信息发出者首先需要认真考虑接收者的认知态度、价值观、人生观、知识教育背景、人生经历、情绪、职业特质等，将信息译成信息接收者能够理解的一系列符号，并根据信息接收者的情况选择合适的方式来承载信息。例如，在医患沟通过程中，医生作为信息发出者须将患者病情用通俗的方式予以解释，以便患者更清晰地了解自己的病情。

（二）解码过程

解码过程是指信息接收者理解并接受信息的过程。沟通的目的在于信息接收者能完整、准确地接收、理解信息，并最终使沟通双方观念达成一致。个体的思维模式、生活环境、文化背景的差异性，造成信息接收时对信息的认知、理解，即解码过程有差异性。案例 2-1 中的护士小兰和患者在编码和解码过程中出现了问题，护士对“检查”的编码含糊，发送者编码所指的“检查”就是抽血检测餐后 2 小时血糖，而信息接收者认为“检查”应该是“B 超或 CT”等影像学检查，信息的内容和含义被曲解，导致沟通失效。

（三）反馈过程

反馈过程是指信息发送者通过反馈了解他想传递的信息是否被对方准确地接受，也是接收者通过自己对信息的理解，产生出新的想法和理念，并将信息反馈给信息发送者的过程。案例 2-1 中，护士小兰交代患者需要禁食 2 小时完成检查后，未及时对患者的信息理解情况进行反馈，使患者产生疑惑。

第 2 节　沟通前的知识准备

案例　2-2

卢爷爷，76 岁，患有 2 型糖尿病，小学文化水平，农民，因血糖控制不佳入院。医生为患者调整治疗方案，餐前采用皮下注射速效胰岛素来控制血糖，出院前，护士小张在嘈杂的病房给予患者胰岛素注射技能宣教，护士小张利用 40 分钟，通过口头宣教的方式，对胰岛素药物作用机制、药物的保存、注射技能、注射部位的轮换方法、注射胰岛素常见并发症等进行全面讲解，讲解过程中，患者一直点头表示认可，讲解结束，小张问：“卢爷爷，您都听明白了吗？”卢爷爷回答：“明白了。”随即小张安排卢爷爷办理出院。一周后卢爷爷再次因视物模糊、血糖控制不佳就诊，通过询问，得知患者未能规范注射胰岛素，患者诉：“出院前护士都告诉我怎么用药了，可是回到家，我又记不清楚了，所以就一直没有打胰岛素。”

问题： 1. 护患沟通出现了什么问题？

2. 护士忽略了什么？

3. 怎样沟通效果会更好？

一、影响沟通的因素

（一）老年人本身的因素

1. 生理改变导致其沟通能力下降　老年人由于衰老或疾病，导致身体各器官、组织及细胞逐渐发生形态、功能及代谢等方面的退行性变，使老年人认知、感知能力减退，身体、心理及社会等方面发生改变，影响老年人的沟通能力，具体表现在感知迟钝、视力下降、听力下降及认知功能下降等方面。例如，老年人的眼部疾病和眼部老化导致其视力减退，影响老年人识别、使用文字形式表述的信息。

2. 疾病妨碍沟通 老年人往往患有多种疾病，而疾病也是影响有效沟通的一个重要因素，如急性病发作期，老年人由于疼痛、高热等因素，无法集中注意力进行有效沟通；白内障患者，不能正常视物，不能阅读和观看宣教视频；脑血管病变会导致瘫痪、失语，患者无法进行语言、肢体沟通；老年痴呆患者，因定向力、认知能力障碍而影响理解能力，造成沟通困难等。

3. 价值观的差别 老年人由于接收新鲜事物的渠道以及社交范围狭窄，对信息的理解可能不全面或存在差异。老年人阅历深厚，人生经历事件较多，其人生观、价值观具有时代印记，在沟通的过程中，不可避免地受固有价值观的影响，与年轻人的认识也存在一定的代沟，导致老年人在与年轻人沟通时，双方对信息的理解不一致。

4. 心理因素 老年人退休后，其社会角色、社交环境、生活方式等发生变化，容易出现紧张、焦虑、偏执、自卑、孤独等心理问题。这些心理问题会导致老年人缺乏自信，对人产生戒备心理，不敢或者不愿意与人沟通，以自我为中心。

（二）医务人员方面的因素

1. 不重视沟通 目前国内医疗护理人力资源普遍缺乏，临床医务人员由于繁忙的工作，忽视医患沟通，对医患沟通的重要性认识不足，使得老年患者无法获取自己的病情及预后信息，对实施的诊疗措施的目的和意义不甚了解，未能建立良好的医患关系。

2. 不注意聆听 在有效沟通过程中，聆听技巧非常重要，然而医务人员由于工作繁忙，常需要控制沟通时间，从而忽略了聆听老年患者的主诉。老年人由于患病（如老年痴呆）、文化水平不高等因素，表述能力下降，条理性欠佳，在医患沟通的过程中，医务人员往往会打断老年患者的叙述，甚至采用单向沟通的方式，这种行为一方面可加重患者的不自信或自卑感，另一方面也可能导致丢失重要的信息。案例 2-2 中，护士小张就是采用单向沟通的方式与患者沟通的。

3. 沟通时采用不合适的语言 ①沟通语气不佳。部分医务人员尚未完全转变服务观念，与患者沟通时用居高临下的态度说话，使老年患者在心理上产生反感，影响沟通效果。②使用老年患者难以理解的专业术语。大多数老年患者不具备相应的医学专业知识，医务人员习惯性地用专业术语与患者沟通，未对专业术语进行浅显易懂地表述，也未考虑到老年患者的理解能力，让老年患者感到疑惑不解。例如，医务人员告知老年患者 B 超检查前需要排空膀胱，可以表述为："B 超检查前，您需要上厕所，解小便。"

4. 沟通态度不正确 ①采用防卫性沟通。如"该跟你说的我都说了，要不要手术你自己看着办。"②夸大疗效或对不良预后估计不足。有的医务人员为了取得老年患者的信任而夸大疗效或对不良预后估计不足，导致老年患者对医疗行为的期望值过高。

5. 与老年患者沟通前，医务人员之间观点未达成共识 由于各个医疗单位的不同医疗条件，疾病发展各个阶段的特殊性以及内科、外科治疗的差异性，不同的医疗单位及医务人员对同一老年患者的处置方案存在差异，使老年患者对医务人员传递的信息产生怀疑，对医疗失去信任。

6. 带着负性情绪沟通　医务人员也常会因为家庭矛盾、工作压力、人际关系紧张等原因，产生焦虑、抑郁、愤怒等情绪，在与老年患者沟通过程中，带着这样的负性情绪，也会对医患沟通的有效性产生影响。

（三）社会因素

现代社会，年轻人由于工作繁忙等原因，不能陪伴在父母身边进行照顾。因此，常需聘请护理员帮助照顾老年人。大多数护理员的文化水平不高，与老年人存在地域、文化、职业、社会地位、信仰等社会背景差异，导致在沟通过程中，对信息的认识不一致、理解不全面，甚至不能正确理解老年人要表达的信息，对沟通的效果也会产生很大影响。部分老年人由于患病、退休、独居等原因导致接收的信息量减少，社会支持下降，社交能力下降，也影响有效沟通。

（四）环境因素

环境影响有效沟通主要包括以下几个方面。①陌生环境：由于住院、入住养老院或与亲属分离等原因，改变了老年人原有的生活环境，老年人需要适应陌生环境，在陌生的环境中，老年人易失去安全感，出现胆怯、焦虑等情绪，阻碍了有效沟通。②嘈杂环境：嘈杂的环境容易分散老年患者注意力，使患者烦躁，安静舒适的环境会使沟通更加有效。③保护患者隐私的环境：沟通在能保护患者隐私的环境中进行，是尊重患者的表现之一。④舒适环境：合适的房间，应当有温和明亮的光线、适宜的温度等。舒适的环境能使患者放松，利于实现有效的沟通。

二、沟通的方式

依据沟通借用的不同媒介将沟通划分为语言沟通与非语言沟通。人与人之间的沟通，语言沟通占35%，非语言沟通占65%。语言沟通是指以词语符号为载体传递信息实现的沟通。主要包括口语沟通、书面沟通、信息技术沟通等。非语言沟通是指通过身体动作、表情、身体距离、体态等方式交流信息、进行沟通的过程。沟通过程中采用语言沟通与非语言沟通相互配合，可以相得益彰、事半功倍。

（一）语言沟通

语言是人类沟通交流的主要工具，人们通过学习掌握使用语言的技能，用语言表达自己的意见、情感、思想。语言沟通包括口语沟通、书面沟通和信息技术沟通。

1. 口语沟通　是指将接收到的信息编译成声音符号进行信息传递的方式，在沟通方式中最常见，形式包括面对面交谈、演讲、讲座、讨论等。优点：只要具备一定的语言能力都可进行，信息传递范围广、速度快、反馈快、效果好。但是缺点也很明显，因为声音的易逝性，沟通的内容转瞬即逝无法完整保留，而且语言表达前的准备时间短，表达的内容未经反复推敲，容易受干扰、出现理解偏差。

2. 书面沟通 是以纸质及电子文件为主要载体传递信息的方式。可以弥补口语沟通的缺陷，报告、书信、合同等都是书面沟通的形式，一般正式场合的沟通都以书面方式进行。优点：书面呈现的内容是经过长时间思考讨论形成的，内容上具备一定的权威性与准确性；印刷制品可使内容得以完好保存，信息可储存性长；书面沟通可以缓冲情绪的爆发，减少正面的冲突。缺点：由于形成书面形式需要撰写时间、印刷时间，造成书面沟通接收和反馈信息慢；撰写还需要沟通者具有良好的语言组织能力和表达能力；书面沟通缺乏内在的反馈机制确保所发出的信息能被读者接收到。

3. 信息技术沟通 是依托互联网的计算机或者手机等设备，通过微信、微博、QQ 等现代的交流软件，随时随地进行沟通的方式，是伴随着网络科技的推进而发展起来的第三种沟通方式。优点：信息技术沟通实现了不同空间、时间的人都能进行沟通互动的美好愿景，大大降低了沟通成本；同时也加快了信息的流动，且反馈快、效果好。缺点：不够正式，受到通信网络的限制。

（二）非语言沟通

非语言沟通是借助语言以外的其他沟通元素（如声调、语气、面部表情、目光、躯体姿势和动作等非语言符号）传递信息，进行沟通与交流的方式。非语言沟通具有：①自身的独立存在性及与语言沟通的相辅相成性；②广泛使用的普遍性与不同文化背景的特殊性；③第一时间表现出来的真实性与掩饰情感的隐匿性。按照非语言沟通信息传递的介质分类，非语言沟通包括倾听、副语言沟通、身体语言沟通及环境语言沟通。

1. 倾听 倾听在沟通过程中占有极其重要的地位。倾听能直接、有效地获取语速、语调、语气等细微的信息，耐心地倾听可表达对老年人的尊重，取得对方的信任，从而建立良好的沟通关系，缓解其心中的压抑情绪。

2. 副语言沟通 是指伴随话语发生或对话语有影响的有声现象，如说话时的音高、语调、停顿、语速等。副语言本身没有具体语义，所以不能称为语言，但是副语言沟通却能传递非常丰富的信息，在特定的场合甚至胜过语言。例如，“您今天有抽血检查”这句话语调是平的，则表示肯定的语气；如果这句话语调为升调，则是表示疑问的语气。

3. 身体语言沟通 身体语言是指人们在沟通过程中，有意或是无意地通过身体的外观、姿势、动作、表情等进行信息传递。身体语言包括人们的形象语言、肢体语言、面部表情语言及抚触等。

4. 环境语言沟通 是指人们自身因素之外的环境因素传递沟通信息的过程。环境语言包括沟通的物理环境，如沟通场所的布局、光线等；也包括空间环境，如座位安排、空间距离等；还包括时间环境，如沟通时间的安排、长短、是否守时等。

三、与不同类型老年人沟通的策略

不同性格的老年人在沟通过程中需要采用不同的沟通方法，根据老年人常见的六种性格特点，提出以下六种类型的沟通策略。

（一）休闲安详型

这类老年人心态平和，对生活没有太高的目标，能自己有序地安排生活。医护人员在与这种类型的老年人沟通时，建议以尊重体贴为主，主要是帮助老人解决日常问题，协助其衣食住行，并给予一定的安全与健康指导。

（二）成熟自立型

这类老年人经济独立，兴趣爱好广泛，社交范围广，自立自强，自给自足，为人豁达开朗。医护人员在与这种类型的老年人沟通时，建议认可老年人的人生经历，虚心向老人学习其经验与技能，在满足老年人发挥余热的需求同时，多关注老年人活动安全、规律饮食、劳逸结合等问题。

（三）紧张忙碌型

这类老年人精力充沛，干劲十足，每天忙忙碌碌，一旦空闲就十分不自在。医护人员在与这种类型的老年人沟通时，可以为其创造条件，让其做一些力所能及的事务，如向别的老年人介绍自己如何有效管理疾病的经验等。同时应该关注这部分老年人可能存在潜在的孤独、寂寞等情绪，在老年人空闲时多陪伴他们。

（四）多管闲事型

这类老年人本意是关心与爱护晚辈，在他们眼里儿女永远是孩子，担心孩子们在人生的旅途中走弯路、走错路，事事都要亲自教导，甚至倚老卖老。一些刚从领导岗位退休的老年人，在生活中仍带着领导的角色，会对生活中遇到的问题、家庭事务指手画脚。医护人员在与这种类型的老年人沟通时，建议以耐心聆听与陪伴为主。尽管老人的这些做法常会令人感到不适或反感，但应理解老人的用心，建议在不触及原则的情况下，耐心聆听。

（五）幼稚依赖型

言行举止、生活习性、思维逻辑发生返老还童现象的老年人俗称老小孩。老人在一些因素（如疾病）的影响下，可能会出现一些性情的改变，表现出各种幼稚行为，或者是由于空虚寂寞而产生孩童心理。医护人员在与这种类型的老年人沟通时，建议以多陪伴为主，同时要密切关注事态进展，情况严重时应带老人就医，提早预防其发生阿尔茨海默病。

（六）情绪多变型

这类老年人常表现为沉默寡言、对周围事物漠不关心、易怒且势不可挡。这类老年人多伴有身体、心理的不适，特别是正受疾病折磨、面临生活难题的老人表现更为明显。医护人员在与这种类型的老年人沟通时，建议在老年人情绪激动时先采取聆听、安慰的方法平复其过激情绪，等老年人心态平和后，再寻找合适的时机商量解决具体问题。

第3节　沟通的技巧

案例 2-3

梁奶奶，71岁，诊断为腹痛原因待查，小学文化水平，普通工人，与老伴居住，独生女儿居住国外。因反复出现腹痛、腹部膨隆入院。近3个月出现食欲减退，排便困难。入院时，护士小覃很忙，一边是在院患者催促她给予输液治疗，另一边是医生催促她赶紧接待新入院的梁奶奶。小覃烦躁不已，简单地为梁奶奶测量生命体征后，询问了一些症状与病史，便催促梁奶奶的老伴办入院手续，就去忙了。梁奶奶进入陌生环境，身体又不舒服，老伴不在身边，不知道去哪上厕所，也不知带来的衣物放在哪儿，又不好意思问护士。

问题： 1. 在这个案例中，护患沟通出现了什么问题？

2. 护士忽略了什么？

3. 怎样沟通效果会更好？

一、沟通态度技巧

在医患沟通过程中，沟通态度通过医生的言语、行为、表情等表现出来，尊重、热情、真诚的沟通态度，是建立良好、和谐的医患关系的前提。

（一）尊重老年人

尊重是沟通的基础。尊重是建立相互信赖的医患关系的基本要素。尊重老年人主要表现在以下几个方面。

1. 接纳老年人　接纳老年人不仅是接纳老年人个体本身，更重要的是要接纳老年人不同的价值观、情感、生活习惯以及性格等。医务人员在与老年患者沟通过程中，要注意平等交流，不要表现出反感、厌恶和指责。

2. 礼貌对待老年人　我国老年人普遍文化水平较低，部分老年患者不能正确理解信息，医务人员应做到不嘲笑、不鄙视，以礼相待，耐心解释。认真聆听老年人的叙述，避免在老年人面前交头接耳、小声说话，以免引起老年人猜疑，增加其心理负担。

3. 信任老年人　信任是尊重的基础，医患双方互相信任，是良好医患关系的基础。部分老年患者在医务人员面前会有所顾忌，表现为犹豫或掩饰，医务人员应给予充分的理解和信任，帮助其消除顾虑。

4. 保护患者隐私　医务人员应对于患者暂时不愿透露的与治疗密切相关的隐私予以保密，不能随便谈论、外传患者隐私，为患者创造安全的就医环境。对于与治疗无关的隐私，医务人员不能随便打探。

（二）热情对待老年人

热情会让老年人感到自己受到了最友好的接待，有利于建立良好的医患关系。热情对待老年人主要表现在以下几个方面。

1. 初次见面要热情接待　对初次见面的老年患者，一声问候、一个微笑、一杯水、一个眼神接触等细节，都能让老年患者感受到医务人员的态度，有利于建立良好的医患关系。

2. 在意交流过程中老年患者的反应与感受　医务人员的热情体现在与老年患者交往的举手投足之间。沟通过程中，认真聆听，关注老年患者非语言信息，回答其疑问时应不厌其烦，让其感受到热情，会促进老年患者配合医务人员完成治疗。

3. 交流结束后，对老年患者的支持和鼓励　沟通结束后，医务人员可以鼓励老年患者，表示相信他有能力照顾好自己。条件允许的话，可以送患者出门，与其握手告别，感谢其支持与配合，使老年患者感受到医务人员的热情、主动，激发老年患者参与治疗的积极性。

（三）真诚对待老年人

面对老年人，医务人员应该以专业角色向老年人表达想法和态度，以获得老年人内心的真实感受和想法。真诚对待老年人主要体现在以下几个方面。

1. 对老年人真诚地表达感受　真诚表达要注意对事不对人，尤其不要对其人格进行评判。

2. 对老年人坦诚　医务人员也应该向老年患者坦诚地表达自己的不足，因为患者更愿意接受真诚的医护人员。

3. 对老年人有节制地流露真情　医务人员情感的真诚流露能起到很好的示范作用，以鼓励、激发患者为目的的自我流露，能鼓励患者充分暴露内心的想法。

二、沟通行为技巧

（一）倾听

在人际交往技巧中，倾听是建立良好人际关系的基础。正确的倾听，不仅要倾听，还要参与其中，并适时地给予反应。倾听是一个把握现状，掌握沟通关键点的过程，具体主要体现在以下几个方面。

1. 让老年人感受到耐心　倾听时医务人员应尽量采取坐位，使对方感受到耐心，并且愿意花时间倾听。

2. 不要随意打断患者的叙述　沟通开始时，可以采用简单的提问引导老年患者叙述，如“您这次就诊，主要是哪里不舒服？能跟我说说吗？”老年患者叙述时，尽量保持沉默，保持环境安静，即使对老年患者的话不完全同意，也不要急于打断老年患者的解释或与其争辩，适当给予点头、微笑等回应。

3. 确保倾听过程中接收的信息正确　每个人的知识结构、语言表达习惯有所不同，使得对同一词语的理解会有差异。为了保证能准确地倾听，医务人员在倾听过程中一定要善于运用倾听的六种技巧，详见表 2-1。

表 2-1　倾听的六种技巧

项目	具体方法
确认	倾听过程中，出现没有听清或没有听懂的词语，应向老年人进行确认，以进一步明确老年人所讲的内容
澄清	对容易产生歧义的信息，要及时地与对方沟通，以便充分了解老年人的真正想法
鼓励	部分老年人由于各种各样的担忧和顾虑，表现出比较沉默或说话吞吞吐吐的现象，此时应该尽量鼓励老年人表达出他的真实想法或忧虑
释义	释义是对信息内容的再解释过程，着重于对信息的反馈。正确、精准释义老年人叙述的内容，会让老年人感觉到被理解，可引导其更深入地探讨某个重要话题
情感反应	倾听过程中，对老年人叙述的内容作出感情反应，能让倾听变得更加生动，富有情感，更具有艺术性
归纳总结	倾听过程中，老年人的叙述内容里会有相当一部分内容是与诊疗护理无关的信息，这时需要采用归纳总结的手法，囊括对方信息中的重点信息和有用信息，达到有效的沟通

（二）共情

共情（empathy）是指医务人员具有能够理解和分担患者精神世界中各种负担的能力，能够进入患者的精神世界，在理解患者的需要、情感及所处的环境或状况的基础上，帮助他们解除病痛，调整情绪，使他们重新回归到所处环境的最佳适应状态。做到正确的共情需要关注几个方面。

1. 避免主观判断　沟通过程中，需要抛开主观喜好、评价标准以及价值观等因素的影响，设身处地地从患者的角度体验他们的感受，并把它表达出来，这有利于帮助患者澄清其意识乃至潜意识的内容。

2. 共情因人而异　共情的表达不能一视同仁，要考虑患者的个性特点和文化背景。面对不同状况的患者，表达共情应该有所不同。

3. 善于使用非语言沟通　共情时除了用语言表达之外，还应该注重目光接触、声音、语调、面部表情、身体姿势、动作变化等非语言沟通方式。

4. 共情要适度　共情的表达要把握正确的时机，共情的程度应与患者的感受程度相适应，表达过度会让人感到浮夸；表达不足则会让人觉得不够理解。

5. 善于把握角色　共情的基础不是与患者有相似的经历与感受，而是忘记自己的角色，与患者同喜同悲，理解患者的问题和感受。

6. 表达共情需要考虑到老年患者的性别、文化背景、生活环境等　根据老年患者的特点和文化背景，医护人员向患者表达共情、理解、支持的方式也不一样。

（三）非语言沟通的技巧

非语言沟通可以通过身体的外观、姿势、步态、面部表情、目光以及身体的接触等方式来表达。正确读取老年人的信息，需要关注以下几个方面。

1. 重视第一印象　要给老年人留下较好的第一印象，举止沉着稳重，可消除老年人的疑虑。在与老年人沟通的过程中要注意观察老年人的着装和修饰，也能为医务人员提供一些线索。

2. 注意体态、姿势　体态和姿势是传递非语言信息的重要渠道之一。体态在一定程度上可以反映人的内心状况；当老年人由于疾病等原因无法清楚地用口头语言表达时，可以鼓励其以身体语言表达。

3. 利用面部表情　人际交往中非言语信息的传递主要通过面部表情，沟通双方可以从对方的面部表情中获取相关的信息。在医患沟通中，不但要善于识别老年患者的面部表情，还要善于利用自己的面部表情。

4. 保持目光接触　眼睛是心灵的窗口，目光的接触通常是交流的信号，目光接触的次数、时间长短及目光转移等，会反映出会谈者的兴趣、情绪等许多方面的信息。

5. 适当的身体接触　触摸身体是一种无声的语言，可以表达关心、体贴、理解、安慰和支持等情感。老年人在孤独、生病时特别需要关爱，如温暖的触摸。采用触摸方式进行沟通前，要考虑老年人对触摸的接受度。

6. 适合的沟通距离　沟通的距离应该因人而异，应根据沟通的目的与老年人的需求确定距离。

链 接

不同的沟通距离表示不同的人际关系：

（1）亲密距离（0～45cm）又称亲密距离。其表示“亲切、亲密、热烈”。在所有不同模式的个人空间中，亲密距离的空间是最为重要的，只有在感情上特别亲近的人或者动物才会被允许进入这个空间，如恋人、父母、配偶、孩子、密友、亲人和宠物等。亲密距离又可以分为两个区间：其中 0～15cm 为近位亲密距离，常用于恋人或夫妻之间，表达亲密无间的感情色彩；16～45cm 为远位亲密距离，是一个可以肩并肩、手挽手说悄悄话的空间。

（2）个人距离（46～120cm）又称身体区域。其表示“亲切、友好”。属于一般熟人交往的空间，人们在公司聚餐以及其他友好的社交场合，通常会与他人保持这样的距离。近位个人距离为 46～75cm，可与朋友亲切握手，友好交谈；远位个人距离为 76～120cm，在交际场所，任何朋友、熟人都可以自由进入这一区间。

（3）社交距离（120～360cm），表示“严肃、庄重”。这个距离已经超出了亲友和熟人的范畴，是一种理性的社交关系距离。其中，120～210cm 为近位社交距离，其语言特点为声音高低一般、措辞温和，适合于社交活动和办公环境中处理业务等；211～360cm 为远位社交距离，其语言特点是声音较高、措辞客气，适用于比较正式、庄重、严肃的社交活动，如谈判、会见客人、工作招聘时的面谈等。

（4）公共距离（360cm 以上）又称大众界域，是人们在较大的公共场所保持的距离。其表示“自由、开放”。其语言特点为声音洪亮、措辞规范、讲究风格。适用于大型报告会、演讲会、迎接旅客、小型互动会等场合。此距离表示安全感和权威性。

三、沟通语言技巧

医务人员在与老年患者沟通过程中如果能较好地运用语言技巧，会使整个沟通过程变得轻松融洽。运用语言技巧实现有效沟通，可以促进老年患者的康复，帮助老年患者提高自信以及自我管理疾病的能力。常用的语言沟通技巧包括提问技巧、解释技巧和指导技巧。

（一）提问技巧

通常提问方式主要分为两种：开放式提问和封闭式提问。也可以根据提问的目的分成启发性提问和重点性提问等。使用提问技巧时应该注意以下几个问题。

1. 根据情况选择合适的提问方式

（1）开放式提问：又称非限制性提问。这种提问就像一个作答范围广泛的作文题，可以让对方给予非常灵活、不受限制的回答，有利于开阔应答者的思路。这类提问需要引申谈话的内容，适合在鼓励对方说出自己的观点、意见、想法和感受时使用。通常使用“什么”“如何”“为什么”等词来发问。采用开放式提问时，医务人员应注意询问的语气、神态、表情应真诚，便于建立良好的医患关系，使患者敞开心扉叙述真实情况。

（2）封闭式提问：又称限制性提问，是一种将应答限制在特定范围之内的提问。这类提问适用于初次见面时打开拘束局面或收集针对性较强的信息。通常使用“是不是”“对不对”“要不要”“有没有”等词来提问，而回答也是简单的“是”或“否”即可。这种询问常用来收集资料并加以条理化，以澄清事实，获取重点信息，缩小讨论范围。

（3）启发性提问：通过提问来引起应答者的思考，从而让对方意识到某些道理的提问方式。这种提问方式可以激发应答者的思维能动性并对应答产生兴趣。特别适用于提高沟通对象所需要掌握的知识、观念等方面的学习与教育。

（4）重点性提问：指对一个特定信息区域的提问，是对重要或重点问题继续追问以获得一些具体信息或数据的提问方式，对封闭式提问的延伸。

2. 注意提问的技术、数量与内容 与老年患者沟通时，建议以封闭式提问开始，通过直接、简单的应答，来缓解紧张、拘束的交谈氛围。当双方关系逐渐融洽，医务人员对老年患者有了初步了解后，可以适当使用开放式提问，慎用诱导性提问。提问的数量与内容要紧紧围绕沟通目的，紧扣沟通内容层层深入；同时，要考虑老年患者的知识水平与身体状况，问题宜少而精，一次提一个问题。

3. 选择合适的提问时机 合适的提问时机可以帮助双方进行更深入地沟通，及时的提问有助于发现老年人存在的问题。提出新问题的时机一般应在沟通双方充分表达的基础上。

4. 关注提问节奏与语气 提出的问题应该考虑到老年人的理解能力，提问使用的语言要通俗易懂，提问时语速要放慢，节奏不宜太快，要给予老年人更多的时间对提出的问题进行应答。语气必须和缓与亲切，特别是在追问时。切记不可使用盘问式、命令式等提问方式。

（二）解释技巧

解释是语言技巧中比较复杂的一种，解释能力取决于信息发送者的知识储备，信息编码的能力，以及对信息接收者理解能力、文化背景的正确评估。在医患沟通中，解释就是医务人员运用自己掌握的医学专业知识，用患者能理解的语言，简明扼要地将患者的病情、症状、疑惑等解释清楚。医务人员在给老年患者做解释工作时要注意以下几个方面：

1. 切勿生搬硬套　通俗地讲，解释效果的好坏在很大程度上取决于医务人员能否深入浅出地将医学理论知识与实际情况结合起来。解释的过程，需要纵观全局，全方位考虑问题，不能武断地下结论，勿用生硬、刻板的书面语言给患者或其家属解释病情，避免引来医患纠纷。

2. 因人而异　解释时不能忽视老年人的生理、心理及社会方面的特点。需要用对方能够认同和理解的方式（姿态、语言及口气等）与其沟通或交流，即用让对方舒服的方式与其沟通或交流。

3. 把握现状，切入主题　解释前应该了解情况，准确把握，明确需要向老年人解释的内容、解释的最终目的，避免偏离主题。还需要明确在什么时间、什么样的环境由谁去解释效果更好。

（三）指导技巧

指导即医务人员运用自己的医学专业知识对患者的饮食、运动、服药、疾病预防及生活方式等方面进行干预的过程，指导是医务人员对患者影响最为直接和明显的一种技巧。使用指导技巧时应该注意以下几个方面。

1. 明确指导目的　指导过程中，医务人员首先应该十分明确对患者指导的内容及效果，但不表示可以用权威的身份强迫患者执行，应该尊重患者的个人意愿，根据患者的意愿，与患者共同制订干预的具体措施。

2. 规范用语　指导过程中，医务人员应该尽量使用规范的常用语，言词简洁明了、通俗易懂，使患者更加容易接受，同时要能体现出对患者的尊重和关心。常用的指导语言主要有安慰性语言、鼓励性语言、劝说性语言、积极暗示性语言和指令性语言。

3. 巧用不同的语言

（1）使用得体的称呼语：称呼可以说是一种身份的象征，应该根据患者的身份、职业、年龄等给予相应的称呼。例如，对于职业是教师的老年人，可以称呼“老师”。不能用床号取代称谓，还要避免庸俗化称呼，不能给患者起歧视性绰号。

（2）充分利用幽默的语言：幽默的语言会给饱受疾病折磨的老年患者带来欢笑与光明，幽默是沟通的润滑剂，幽默风趣的语言可以拉近医患之间的距离。一句使人笑逐颜开的幽默言语不仅能缓解两个剑拔弩张的人的过激情绪，还可以化解双方的矛盾。

（3）多用赞美、鼓励性的语言：老年患者为自己的健康而努力，因此在与老年人沟通中，应该措辞得当地多鼓励、多赞美，以增加老年人战胜疾病的信心。

（4）语言表达要简洁明确：与老年人沟通时，语言表达应清楚、准确、简洁、条理化，要有具体的时间、地点、方法等要素，可操作性强；尽量用通俗的语言表达，尽量避免使用专业术语。例如，指导老年人低盐饮食，护士 A 说：“您吃的食物要少于 6g 盐，应清淡饮食。”护士 B 说：“您每天炒菜放的盐最多只能有您大拇指的指甲盖大小的量，咸菜、罐头等由盐腌制的食物最好不要吃。”显然护士 B 的表述，老年人更明白，更容易接受。

第4节　与特殊状态老年人的沟通

案例 2-4

王奶奶，68岁，结肠息肉切除术后，为复查入院，初中文化水平，退休工人，既往有左眼白内障病史，未手术治疗，视物模糊。患者准备明日复查肠镜，今日需给患者行肠道准备，护士小李简单给患者交代了相关注意事项后，采用病房的电视机播放《肠道准备宣教视频》，给予患者健康宣教，但是患者仍不太清楚肠道准备的配合要求，造成肠道准备不理想。

问题： 1. 在这个案例中，护患沟通出现了什么问题？

2. 护士忽略了什么？

3. 怎样沟通效果会更好？

一、与听力障碍老年人的沟通

老年人的听力障碍表现有多种形式，常见的有：①随着年龄的增长，老年人听觉功能随之衰退，出现双耳对称性、缓慢进行性的感音神经听力减退。其听力下降多以高频听力下降为主，如对电话铃声、鸟叫声等高频声响不敏感，之后逐渐对所有声音的敏感性都降低。②部分老年人听得见声音，但分辨、理解语言的能力下降。③部分老年人可出现重振现象，即听不清小声的言语，大声言语又感觉吵。④还有相当一部分老人伴有一定程度的耳鸣。这些原因不仅会影响老年人的社交活动，甚至会造成老年人不愿意与他人交流，严重时出现心理障碍。因此，与听力障碍的老年人沟通时，需要注意以下几点。

（一）环境准备

一个安静、相对独立的沟通环境，可以避免其他声音的干扰，可以尽量减少环境中容易影响患者注意力的因素，还可以保护患者隐私，让老年人有足够的空间思考。必要时可以把交谈安排在单人房间，进行一对一沟通，便于患者放心诉说某些不愿意被他人知道的信息。

（二）辅助工具的使用

1. 选用助听器　助听器按传导方式分为气导助听器和骨导助听器；按使用方式分为盒式、眼镜式、发夹式、耳背式、耳内式、耳道式、深耳道式助听器。应该由专业人员测试后，结合老年人的需求选用助听器。

2. 使用其他辅助工具　部分老年人虽有听力障碍，但是视力和其他感知能力尚可，可以在沟通过程中，借助图片资料、文字资料及模具等辅助工具，这些工具资料尽量条理清晰、语言简练，便于患者正确理解沟通的内容。

（三）与听力障碍老年人的交谈技巧

1. 反复缓慢地沟通 与听力障碍的老年人沟通时，可以放慢语速，讲话时应抑扬顿挫、保持规律；逐渐摸索出能让老人听清楚的声调、语速及彼此之间合适的距离等。仅一遍的表达没能使老年人听清楚或不能完全理解时，在重复时可用不同的词语来表达相同的意思，直到其听明白；复述时切记要有耐心，多鼓励老年人说出自己的看法与疑问，加强互动。重点内容可以请老年人复述，当老年人表述正确时，给予眼神与语言的双重肯定。

2. 运用非语言交流的技巧 充分运用肢体语言和面部表情等非语言沟通技能，是有效弥补与听力下降的老年患者沟通的最好途径。①触摸：老年性耳聋患者常常听不到脚步声，不能感知他人进入房间，这时可轻轻触摸或拍拍其肩膀或上臂，注意避免突然出现，惊吓到老年患者。②面部表情：与患者沟通时，要让患者能看清我们讲话的表情与口型，部分老年患者可以识别口型，结合面部表情准确理解需要传递的信息。③体态、姿态：一方面，沟通时看着老年患者的眼睛，表现出关注老年患者的表情，身体稍向前倾斜，让老年患者感觉到被尊重与认可；另一方面，在讲话时，应辅以一定的手势等肢体语言，可以丰富语言的内容与力度。

二、与语言障碍老年人的沟通

语言障碍是指患者对口语、文字或手势的应用或理解出现各种异常。老年人的语言障碍多数是由于大脑器质性病变引起的意识、思维、记忆失调，声带、共鸣器官及发音、构音器官障碍，失语症、神经病变影响写作能力等，导致老年人的语言交流常常表现为不符合实情、逻辑混乱等。从发音方面考虑，老年人的语言障碍包括构音障碍、失语等。与语言障碍老年患者沟通时，应先评估老年患者属于哪一种类型的语言障碍，再采取不同的沟通措施，主要有以下几个方面。

（一）与构音障碍的老年患者沟通

构音障碍为语言表达阶段所包括的各组织结构的损害，或生理过程的失调所造成的语言表达障碍。构音障碍的老年患者多表现为发音困难、口齿不清等，不能有效表达所要传递的信息，因此，与构音障碍的老年患者沟通时需要注意：①耐心倾听老年患者的表述，让其不要着急，慢慢说。②对于老年患者表达不清楚的部分，给予复述，询问老年患者是否复述正确，以确定信息正确。③鼓励老年患者，如果老年患者表述正确，给予肯定和赞赏；如果表述不清楚，应告诉老年患者，“我可能没有听清楚或者听错了，您能否再重复一遍”。让老年患者再重复一遍，尽量避免让老年患者觉得是由于自己的能力问题，造成沟通不畅，而失去沟通的信心。

（二）与失语症的老年患者沟通

失语症是指因参与脑内语言阶段的各结构损害或功能失调造成的语言障碍。与构音障碍的区别是它与听力障碍（语言感受阶段）、语言肌（言语表达阶段）瘫痪或其他运动障碍无关。

失语症的老年患者能领会表情及声调等，能够控制情感，思考符合逻辑，也能够理解别人传递的信息，如讽刺、嘲笑、赞赏、玩笑、责备等，他们往往有温和的笑脸，记忆和判断力准确，但不能立刻明白别人说的语言，特别是在说话语速快，同时与多人谈话，或者话题突然转变的时候。还表现为不能运用文字表达的形式进行沟通，如命名、阅读及书写均有障碍等。与失语症的老年患者沟通需要注意以下几点：

（1）针对不能言语的老年患者：首先正确评估失语症老年患者的理解能力。如思维是否清晰，是否有交流的愿望，是否能够领会别人的玩笑或责备等。

（2）针对不愿意说话或者思考过程存在问题的老年患者：应该多引导老年患者进行日常的交流，尝试锻炼自己用正确的语言传递信息。

（3）对于措词困难的老年患者：可以适当猜测老年患者想要表达的内容，给予若干选择项，供老年患者选择，不要勉强失语症的老年患者想起词语。

（4）对于不愿意进行语言沟通的老年患者：在鼓励老年患者多沟通的同时，也应该理解和尊重失语症老年患者，他们可能会因为不能很好地表达自己的想法而感到很痛苦和难过。这时不应勉强失语症老年患者说话，而应加强非语言沟通。

三、与失能老年人的沟通

失能是指按正常方式进行的日常独立生活活动和工作能力的受限或丧失。表现为穿衣、洗澡、进食、如厕、自我修饰、控制大便、控制小便、上下楼梯等方面的能力不全或缺失。目前国际上常用日常生活能力（activity of daily living，ADL）评估量表来评估患者失能情况。失能的老年人由于生活或社交能力丧失，会容易出现自卑感，觉得自己是家人及社会的负担，从而产生一些负面情绪，因此，与失能老年人沟通时需要注意以下几点。

1. 帮助老年人尽早康复 在沟通的过程中，要针对性地指导患者一些康复的技能或者是补偿失能状态的技能，可以帮助老年人改善负面情绪。

2. 做好老年人日常护理 清洁、整洁的形象能有效消除老年人自卑感、恢复自信和自尊。因此，要协助老年人做好生活护理，定时给老年人洗澡、更换衣物，做好每天的面部清洁、口腔护理，修剪指甲、头发、胡须，整理好床单位等。

3. 逐步恢复老年人的自尊 鼓励并给予老年人希望，真诚地夸奖老人，鼓励老人发挥自我能动性，做力所能及的事情。

4. 充实老年人的生活 充实的生活可以帮助消除老年人的孤独与寂寞感。日常生活中可以适当给予老年人力所能及且感兴趣的小任务，如可以让老年人画画、与家属下棋等，也可以用轮椅带老年人外出晒晒太阳、参加一些社交活动或探亲访友等。

四、与认知障碍老年人的沟通

认知障碍是以出现知觉、注意、记忆、计算、思维、解决问题以及语言等方面能力障碍为主要表现的高级脑功能障碍。最常见的认知障碍是阿尔茨海默病，临床上以持续发展的记忆减退、智能全面退化、性格改变、精神行为异常等为主要临床表现。

（一）老年认知障碍患者沟通障碍的常见症状

老年认知障碍患者早期沟通障碍的主要表现：短期记忆力障碍，如对近期的事件及计划记忆困难；对新知识、新技能的学习能力下降；不停更换话题；词汇混淆、命题困难等，但社交能力较好，对存在的问题较为清楚。老年认知障碍患者中晚期沟通障碍的主要表现：记忆力、定向力、理解能力、阅读能力、认知能力及谈话主导能力等均出现进行性下降。用字的能力与频率下降，经常需要对方复述，对指令性任务执行困难等。根据病情进展，老年认知障碍患者会出现的沟通障碍症状（表 2-2）。

表 2-2　老年认知障碍患者常见的沟通障碍症状

沟通障碍	具体症状
失写症	由于大脑中枢病灶或肌肉控制失调而无法用书写表达
失读症	大脑中枢损害而丧失阅读能力，不能读字
迂回症	用迂回或间接方式说话：使用过多的字来表达意见
虚谈症	用编撰虚谈的表达方式来取代记忆上的缺损，并深信编撰虚谈的内容是正确的
语无伦次	说话时使用太多不常用或不熟悉的字眼和意义模糊的字句
简语症	说话时仅使用极少的字句
用字混乱	使用的文字或句子发生混乱、混淆
不语症、沉默	有意识或无意识地拒绝说话及回答问题
新语症	自创新的文字或赋予现有文字新意
乱语症	说话时用字错误或发生文字拼凑现象

（二）与老年认知障碍患者的沟通技巧

1. 与老年认知障碍患者语言沟通的技巧　①称谓亲切：应用老年人喜欢的、合适的称谓称呼老年人，会让老年人心情愉悦。②自我介绍：为了尽快与老年人熟悉，建立良好的匹患关系，可以在每次服务前，用最简洁的、相同的词语介绍自己。③真诚地赞美：赞美有助于恢复老年人的信心与自尊心，还可以拉近与老年人的距离。④语气要亲切，语速要放慢：亲切的语气、缓慢的语速有利于让老年人听得清楚、听得舒服，还能缓解老年人的紧张焦虑情绪，让老年人感觉到对他们的尊重与关心。⑤给予尊重，懂得变通：当失智症老年人表现出找词困难、词不达意或语无伦次时，不宜马上纠正或指出，避免使老年人难堪，可提示老年人，让老年人自己填补未完成的句子或纠错。⑥简化口头指令：认知障碍中晚期的老人无法应付多个指令，要将指令简单化，并将指令细分为多个小指令或步骤，如要老人喝水时，不要用“拿起杯子喝水”而是细分为“拿起杯子”“喝水”两个指令；也可以做示范进行引导。⑦注意提问的技巧：提问时，最好采用封闭式提问，不宜提出有太多选择答案的问题。

2. 与老年认知障碍患者非语言沟通的技巧　老年认知障碍患者语言交流能力逐渐下

降时，非语言沟通的作用就显得尤为重要。温柔的触摸、适当的面部表情、鼓励的眼神与合适的体态等，都有助于传递要表达的信息与情感。在沟通的过程中，可以利用模型、食物及图像（如照片、视频等）来帮助老年患者记忆或进行对话。

3. 给予足够的尊重与耐心 ①认知障碍早期的老年患者会有极力掩饰与弥补认知障碍的表现，出现情绪不安与焦虑。要关注他们的不良情绪，给予耐心聆听与尊重，尝试从他们的角度考虑问题。②理解、体谅与尊重老年人出现的词不达意或对一些问题的误解，甚至是执着的异常行为，无关紧要的内容不要去纠正或指责，更不能在外人面前指责老年人。③认知障碍早期的老年人可能不能准确地表达自己的观点与需要，但是具有强烈的表达欲望，要认真耐心地倾听，给予他们表达的机会，最大限度地维护他们的自尊。④多陪伴与照顾：老人最需要的是陪伴与照顾，尤其是痴呆的老年患者，陪伴与照顾，可以让他们保持一定的生活自理能力并延缓痴呆的进程。⑤真诚对待：要接纳痴呆老年患者在行为、认知上的改变，并耐心的纠正其异常行为。

（韦 薇 冯 辉）

第三章　老年综合评估

随着年龄增长，老年人机体诸多功能均发生不同程度的老化，辨识正常老化和异常老化是老年综合评估的重点之一。对老年人进行综合评估，获得全面、客观的资料，有助于正确判断老年人的健康状况与功能状态，有效预测老年人对健康照护的需求，制订合理的护理与保健计划，促进老年人身心健康。

第 1 节　概　　述

案例　3-1

颜阿姨，78 岁，近 1 个月出现右眼视物模糊，确诊为右眼白内障，眼科医生建议进行手术治疗。她既担心住院期间无人照顾，又担心要支出一笔不小的手术费用。此外，颜阿姨由于听力障碍、眼病及腿脚不便，2 个月前在家不慎跌倒致腰椎压缩性骨折，时常感到腰痛，已很少下楼活动，在家又无人陪伴。

问题： 1. 请运用老年综合评估技术对颜阿姨进行综合评估，确定其目前存在的主要问题。

2. 作为护士应对颜阿姨进行哪些方面的综合评估？

（一）老年综合评估的定义

老年综合评估（comprehensive geriatric assessment，CGA）是指采用多学科方法评估老年人的躯体情况、功能状态、心理健康和社会环境状态等，据此制订以维持和改善老年人健康及功能状态为目的的治疗计划，最大限度地提高老年人的生活质量。老年综合评估是现代老年医学的核心技术之一，是筛查老年综合征的有效手段。

（二）老年综合评估的目的

老年综合评估是以老年人为中心，全面、综合、多维度、科学地对老年人实施健康评估，以辨识异常老化和正常老化，早期发现老年人复杂的健康问题，为多学科联合诊治提供依据，为老年人提供全程化、连续性的健康照护。

（三）老年综合评估的目标人群

年龄在 60 岁以上，出现生活或活动功能不全（尤其是最近恶化者）、伴有老年综合征、多种疾病共存、多重用药、合并有精神方面的问题、合并有社会支持问题（独居、缺乏社会支持、疏于照顾等）及多次住院者；或者合并有严重疾病（如肿瘤疾病终末期、多器官功能衰竭的重症患者等）、严重痴呆、完全失能的老人及健康老年人，都需要进行老年综合评估。

第2节　老年综合评估的内容与方法

一、老年人身体健康评估

（一）健康史

健康史包括老年人过去、现在的健康状况及老年综合征的病史。

1. 基本资料　包括老年人的姓名、性别、出身年月、籍贯、民族、婚姻状况、烟酒嗜好、饮食习惯、二便情况、睡眠状况、职业、学历、文化程度、经济状况、宗教信仰、付费方式、家庭住址、联系电话等。

2. 健康状况　包括现病史、既往史、家族史和手术史等。

（1）现病史：目前有无急性病症，疾病发生的时间、主要症状体征、治疗用药、康复情况、疾病严重程度等。当前疾病对日常生活和社会活动的影响。

（2）既往史：既往疾病、外伤史、食物与药物过敏史、输血史、其他疾病史等；既往参与日常生活与社会活动的能力。

（3）家族史：评估老年人直系亲属的健康状况与患病情况，如有无遗传性疾病、传染性疾病等。

（4）手术史：评估老年人有无大小手术史，术后康复情况等。

3. 老年综合征　老年综合征（geriatric syndrome，GS）是指老年人由多种疾病或多种原因造成相同临床表现或问题的症候群，是躯体疾病、心理、社会及环境多种因素累加的结果。目前老年综合征包括跌倒、谵妄、吞咽困难、听力障碍、视力障碍、尿便失禁、睡眠障碍、衰弱、肌少症、骨质疏松、多重用药、营养问题、步态不稳、压力性损伤（压疮）等。老年综合征的评估可根据需要采用单个老年综合征评估量表，也可采用整体评估量表，目前尚无统一标准。

（二）体格检查

对老年人进行体格检查时，可采用视诊、触诊、叩诊、听诊等方法，并详细了解老年人身体健康状况及重要脏器疾病的相关高危因素，制订进一步诊治计划。

1. 全身状态

（1）生命体征：包括体温、脉搏、呼吸、血压和疼痛等。

1）体温：老年人基础体温较成年人偏低，随着年龄的增长，老年人常呈现症状与体征不相符合，如老年人感染时常无发热的表现。

2）脉搏：老年人脉搏常不规则，测量时需要大于30秒，必要时测量1分钟。

3）呼吸：评估老年人呼吸情况时要注意呼吸的节律、频次及有无呼吸困难等。老年人呼吸频率为16～24次/分。

4）血压：老年人常出现收缩压偏高、脉压增大，易出现直立性低血压等，因此，给老年人测量血压应取平卧位或坐位，并在充分休息的状态下测量。

5）疼痛：被称为第五大生命体征，也是老年人常见的症状。医务人员在评估老年人疼痛时需选择合适的评估工具进行个体化的评估，了解老年人疼痛的来源、性质、程度，以及是否影响日常生活等，以便正确指导治疗与护理。

（2）意识状态：主要反映老年人对周围环境、人物、时间、方向等的识别能力，包括清醒、嗜睡、意识模糊、昏睡、浅昏迷、深昏迷、谵妄等。正确评估老年人意识状态，有利于医务人员分析判断病情变化，指导护理计划及措施。

（3）营养状况：评估老年人饮食情况、活动能力、有无重大创伤、有无患恶性消耗性疾病、新发肿瘤等，测量老年人身高、体重，计算体重指数（BMI）（kg/m^2）。可通过微型营养评定法（微型营养评估精法见表 3-1）进行评估，以判断老年人营养状况。

表 3-1 微型营养评估精法（MNA-SF）

A. 过去 3 个月内有没有因为食欲不振、消化问题、咀嚼或吞咽困难而减少食量？

0=食量严重减少

1=食量中度减少

2=食量没有改变

B. 过去 3 个月内体重下降的情况

0=体重下降大于 3kg

1=不清楚

2=体重下降 1～3kg

3=体重没有下降

C. 活动能力

0=需长期卧床或坐轮椅

1=可以下床或离开轮椅，但不能外出

2=可以外出

D. 过去 3 个月内有没有受到心理创伤或患上急性疾病？

0=有

1=没有

E. 精神心理问题

0=严重痴呆或抑郁

1=轻度痴呆

2=没有精神心理问题

F1. 体重指数（BMI）________ kg/m^2

0=BMI＜19

1=19≤BMI＜21

2=21≤BMI＜23

3= BMI≥23

续表

F2. 如不能取得体重指数，请以问题 F2 取代 F1，如已完成问题 F1，不用回答 F2。小腿围（CC）________cm
0=CC＜31
3=CC≥31
评定总分
评定结果
评估日期
评估者签名

说明：正常营养状况（12～13 分）；有营养不良的风险（8～11 分）；营养不良（0～7 分）。

（4）体位及步态：老年人出现体位、步态的改变，常提示一些疾病的发生，如心肺功能不全的老年人常出现强迫体位即端坐呼吸；帕金森病常出现慌张步态；小脑病变时常表现为醉酒步态；关节疼痛常表现为蹒跚步态等。通过评估老年人体位及步态，可初步判断老年人身体状况。

（5）皮肤情况：老年人随着年龄的增长，皮肤常表现为干燥、皱褶、弹性下降、松弛等；活动障碍的老年人还可出现压力性损伤、失禁性皮炎等；同时需警惕老年人发生烫伤、外伤等安全问题。评估老年人皮肤的完整性、色泽、温度、感知觉能力等，有利于进行个体化的护理与指导。

2. 躯体状况

（1）头颈部

1）头发：随着年龄的增长，老年人头发逐渐变成银灰白色，发丝变细伴脱落，部分老年人头发稀疏。

2）眼部：老年人可出现眼球凹陷、眼睑下垂、泪腺分泌减少致眼睛干涩、视力下降等；老年人常见的眼部疾病包括白内障、黄斑变性、眼压增高或青光眼等。

3）耳：老年人随年龄的增长听力逐渐下降，甚至出现老年性耳聋，常伴有耳鸣等不适；外耳检查常可见耳郭增大、皮肤弹性下降、耳垢干燥、外耳道欠清洁等。

4）口鼻腔：老年人可出现口鼻腔黏膜干燥、味蕾退化、嗅觉及味觉减弱、食欲下降等。老年人常有牙齿发黄、变黑或脱落。评估老年人口鼻腔，应检查牙龈有无出血、红肿，牙齿有无松动或脱落，鼻腔黏膜是否干燥等，还需评估有无义齿。

5）颈部：老年人颈部皮肤出现生理性松弛、皱褶，老年痴呆、脑血管意外、颈椎病、颈部损伤及帕金森病的老年人可出现颈项强直。评估时需关注老年人有无吞咽功能障碍。

（2）胸腰背部

1）乳房：老年女性乳房常呈松弛、下垂、扁平状态。体格检查时如触及有包块，需引起重视，必要时需进一步明确病因。老年男性如出现乳房发育，可能与体内激素改变或药物副作用有关。

2）心前区：老年人胸部检查常发现胸腔前后径增大、胸廓横径缩小、胸腔扩张受限等，可通过视诊、触诊、叩诊、听诊等检查方法，采集相关资料，如慢性阻塞性肺疾病者常呈桶状胸；叩诊老年人肺部多呈过清音；听诊呼吸音强度减轻，第一、第二心音常减弱，可闻及异常的舒张期杂音。

3）腰背部：老年人骨质疏松逐渐加重，尤其老年女性，常出现身高变矮、脊柱侧弯或驼背等，部分老年人可出现胸腰椎压缩性骨折伴腰背部疼痛。

（3）腹部：老年人因感知觉能力减退，常出现症状体征与实际病情不相符的现象，如老年人出现腹膜炎、肠梗阻等疾病时常无明显体征，评估时应注意触诊、叩诊、听诊腹部情况，问诊有无便秘现象，及早发现有无急腹症等危险情况。

（4）泌尿生殖器：老年女性由于雌激素缺乏出现阴毛稀疏呈灰色、阴唇皱褶增多、阴蒂变小、阴道变窄松弛、阴道壁干燥苍白、皱褶不明显、子宫颈变短、子宫及卵巢缩小等生理性变化。老年男性外阴表现为阴毛稀少呈灰色、阴茎睾丸变小、阴囊无皱褶等。老年女性易出现尿频、尿急、尿痛等尿路刺激征，老年男性因前列腺增生，可导致排尿困难。评估老年人泌尿系统时，应了解排尿的次数、量、性状及有无尿潴留、尿失禁等异常情况，必要时进一步检查，明确有无器质性病变。

（5）四肢：老年人由于关节退行性改变，导致关节活动受限甚至畸形，常伴关节炎与关节损伤。评估时需检查各关节活动情况，了解有无疼痛、肿胀、畸形、活动障碍（晨僵）等现象。下肢血管病变或神经病变的老年人常伴下肢肢端皮肤湿冷、感觉麻木或刺痛，严重者可出现皮肤破损、溃烂甚至坏疽，评估时需注意询问关节活动情况，检查肢端皮肤及感知觉能力，正确指导老年人预防烫伤、跌倒、异物损伤等。

（6）神经系统：老年人随着年龄增长逐渐出现记忆力下降、易疲劳、注意力不集中、反应迟钝、平衡力下降等症状。由于老年人神经传导速度减慢，对温痛觉刺激反应也逐渐减弱。

（三）功能状态评估

老年人功能状态主要是指处理日常生活的能力，这一能力也决定了老年人的生活质量。护士对老年人的功能状态进行客观评估，是老年护理的必备技能，对维持和促进老年人独立生活能力、提高其生活质量，具有重要的指导作用。

1. 评估内容　老年人的功能状态受年龄、视力、躯体疾病、运动功能、情绪等诸多因素的影响。功能状态的评估包括日常生活能力、功能性日常生活能力、高级日常生活能力等三个层次。

（1）日常生活能力（activities of daily living，ADL）：是老年人最基本的自理能力，是老年人自我照顾、从事每天必需的日常生活的能力。它包括衣（穿脱衣、鞋、帽，修饰打扮）、食（进餐）、行（行走、变换体位、上下楼）、个人卫生（洗漱、沐浴、如厕、控制大小便），这个层次的功能受限，将影响老年人基本生活需要的满足。ADL 不仅是评估老年人功能状态的指标，也是评估老年人是否需要其他补偿服务的指标。

（2）功能性日常生活能力（instrumental activities of daily living，IADL）：是老年人在家庭中进行自我护理活动的能力，包括购物、家庭清洁整理、电话使用、支付账单、洗衣、做饭、旅行等，这个层次的功能提示老年人是否能独立生活并具备良好的日常生活功能。

（3）高级日常生活能力（advanced activities of daily living，AADL）：是反映老年人的智能能动性和社会角色功能，包括主动参加社交、娱乐、社会活动等。随着老年期生理变化及疾病的困扰，这种能力可能会逐渐丧失。例如，一位经常参加各种社交和娱乐活动的健康老人，当不慎跌倒致股骨颈骨折后将严重影响老人的整体健康和生活质量。高级日常生活能力比 ADL 和 IADL 缺失得更早一些，且一旦出现，将预示着老年人的生活能力逐渐下降和衰退。

2. 评估工具 在医院、社区、康复机构等开展老年护理评估时，有多种评估量表，但使用较为广泛的是 Barthel 指数评定量表、Katz ADL 量表和 Lawton IADL 量表。这里重点介绍基本日常生活活动能力评估表即 Barthel 指数评定量表（表 3-2）。

表 3-2 基本日常生活活动能力评估表（Barthel 指数评定量表）

评估内容	评分细则	得分
1. 进食：指用合适的餐具将食物由容器送到口中，包括用筷子、勺子或叉子取食物、对碗或碟的把持、咀嚼、吞咽等过程	10 分：可独立进食（在合理的时间内独立进食准备好的食物） 5 分：需部分帮助（前述某个步骤需要一定帮助） 0 分：需极大帮助或完全依赖他人	
2. 洗澡	5 分：准备好洗澡水后可自己独立完成 0 分：在洗澡过程中需他人帮助	
3. 修饰：包括洗脸、刷牙、梳头、刮脸等	5 分：可自己独立完成 0 分：需他人帮助	
4. 穿衣：包括穿/脱衣服、系扣子、拉拉链、穿/脱鞋袜、系鞋带等	10 分：可独立完成 5 分：需部分帮助（能自己穿或脱，但需他人帮助整理衣物、系扣子、拉拉链、系鞋带等） 0 分：需极大帮助或完全依赖他人	
5. 控制大便	10 分：可控制大便 5 分：偶尔失控（<1 次/周） 0 分：完全失控	
6. 控制小便	10 分：可控制小便 5 分：偶尔失控（<1 次/24 小时，>1 次/每周） 0 分：完全失控	
7. 如厕：包括擦净、整理衣裤、冲水等过程	10 分：可独立完成 5 分：需部分帮助（需他人搀扶、需他人帮忙冲水或整理衣裤等） 0 分：需极大帮助或完全依赖他人	
8. 床椅转移	15 分：可独立完成 10 分：需部分帮助（需他人搀扶或使用拐杖） 5 分：需极大帮助（较大程度上依赖他人搀扶和帮助） 0 分：完全依赖他人	
9. 平地行走	15 分：可独立在平地上行走 45m 10 分：需部分帮助（需他人搀扶，或使用拐杖、助行器等辅助用具） 5 分：需极大帮助（行走时较大程度上依赖他人搀扶，或坐在轮椅上自行在平地上移动） 0 分：完全依赖他人	

续表

评估内容	评分细则	得分
10. 上下楼梯	10 分：可独立上下楼梯	
	5 分：需部分帮助（需扶楼梯、他人搀扶，或使用拐杖）	
	0 分：需极大帮助或完全依赖他人	
评定总分		
评定结果		
评估日期		
评估者签名		
评分标准：		
生活自理：100 分，日常生活活动能力良好，不需他人帮助		
轻度功能障碍：61～99 分，能独立完成部分日常活动，但需一定帮助		
中度功能障碍：41～60 分，需要极大帮助才能完成日常生活活动		
重度功能障碍：≤40 分，大部分日常生活活动不能完成或完全需人照料		

（四）辅助检查

老年人由于机体形态和功能的退行性、进行性改变，可不同程度影响辅助检查的结果，评估时需要结合老年人实际情况作综合分析和正确判断。

1. 常规检查

（1）血常规：老年人贫血的标准为红细胞小于 3.5×10^{12}/L，血红蛋白小于 110g/L，血细胞比容小于 0.35，但贫血并非老年期正常生理变化，因此出现异常时需进一步完善相关检查，以作综合分析，明确病因。

（2）尿常规：糖尿病患者检查尿糖的同时需检查血糖，以免误导病情。老年人对泌尿系感染的防御功能随年龄增长而降低，尤其老年女性，易出现尿路感染致尿中白细胞增加。老年人中段尿培养污染率高，可靠性较低，老年男性中段尿培养菌落计数 $\geq10^3$/ml、女性 $\geq10^4$/ml 即可判断为真性菌尿。

（3）大便常规：老年人常伴有痔疮、便秘等，护士应正确指导留取大便标本。如大便潜血阳性，老年人需警惕消化性溃疡、消化道肿瘤、肠结核、结肠炎、钩虫病等，注意询问有无痔疮病史造成的假阳性；老年女性应警惕阴道异常出血混入大便标本导致假阳性。

2. 生化检查　老年人生化检查结果与成年人的检查结果对比见表 3-3。

表 3-3　老年人生化检查常见的生理变化

项目	成年人正常范围	老年期生理变化
血浆葡萄糖（空腹）	3.9～6.1mmol/L	轻度升高
血浆葡萄糖（餐后 2 小时）	3.9～7.8mmol/L	轻度升高
肌酐清除率	80～100ml/min	降低
血尿酸	120～240μmol/L	轻度升高
乳酸脱氢酶	50～150U/L	轻度升高

续表

项目	成年人正常范围	老年期生理变化
总蛋白	60～80g/L	轻度升高
总胆固醇	2.8～6.0mmol/L	60～70 岁略高，后逐渐降低
低密度脂蛋白	＜3.1mmol/L	60～70 岁略高，后逐渐降低
高密度脂蛋白	1.1～1.7mmol/L	60 岁后略高，70 岁后逐渐降低
甘油酸酯	0.23～1.24mmol/L	轻度升高

3. 心电图检查 老年人症状体征与实际病情往往不相符合。心电图检查有利于及时发现老年人无症状性的心肌缺血、心肌梗死等急性病。

4. 影像学及内镜检查 影像学检查已广泛应用于老年疾病的诊治，如 X 线检查对诊断老年人胸腰椎压缩性骨折有较大的临床意义，CT、磁共振成像对急性脑血管病、颅内肿瘤的诊断具有较大价值，内镜检查对老年人胃肠道肿瘤、消化性溃疡等的诊断具有重要临床意义。

二、老年人心理健康评估

（一）心理评估的方法

心理评估的方法常用有观察法、交谈法和测试法。

1. 观察法 主要指在日常生活中观察老年人的语言、行为表现，必要时也可在特定的环境，如实验环境下观察。

2. 交谈法 是一种有目的的会话，通过与老年人的交谈，进行感情思想方面的沟通，不仅能获得老人的思维能力、语言能力、想象力、判断力、情感、记忆等信息，从中也能对老年人进行健康教育和心理支持等。

3. 测试法 心理测验是根据客观的标准化的程序来测量个体的某种行为，以判定个体差异的工具。测验的方法有问卷法、作业法、投射法。心理测验量表数目甚多，常用的有简易精神状态检查、艾森克人格问卷、焦虑量表、抑郁量表、90 项症状自评量表、明尼苏达多项人格测验、生活事件量表、应对方式或防御方式量表等。护理人员主要通过观察、交谈了解老人的心理状况，也可使用一些简易的、有较好信度和效度的筛查量表对老年人的心理状况进行测量，有异常者再到心理门诊就诊。

（二）心理评估的内容

1. 与认知、心理活动有关的一般护理评估

（1）生命体征测量：体温、脉搏、呼吸和血压的变化会导致老年人的情绪改变，如焦虑、紧张、恐惧或痛苦等。同样，老年人心理上的不适也会有血压的升高、脉搏的增快等表现。

（2）面容表情：注意观察老年人因情绪改变而引起的面容和表情的变化，如高兴、激动、兴奋、紧张、焦虑、痛苦、愤怒等。

（3）情绪情感：注意观察老年人内在的情感反应，如自卑、自责、悔恨、内疚、自信、自尊、自豪等。焦虑抑郁是老年人最常见也是最需要进行干预的情绪障碍。可使用评估焦虑和抑郁的量表对老年人进行评估。

（4）姿势步态：注意观察老年人是否有因情绪和情感活动所引起的身体姿势与步态的改变，当出现手足无措、坐立不安时往往反映其内心的焦虑、惊恐、紧张；当手足发抖甚至身体发颤时要注意老人是否很气愤等。

（5）精神、睡眠：注意观察老人的精神面貌与睡眠情况，有无萎靡不振、长吁短叹、消极悲观的精神状况，了解老人是否有入睡困难、早醒和多梦等情况。

（6）动作行为：注意观察老人的行为与动作，是否有举止不端、不修边幅、衣衫褴褛、不爱整洁的现象，在言语表情方面是否有懒言少语或喋喋不休、语调低沉或高昂，在动作方面是否有动作迟缓、不协调等现象。

2. 与认知、心理活动有关的能力的观察

（1）一般能力的观察：一般能力即指从事任何活动都需要的能力，如观察能力、思维能力、语言能力、想象力、判断力、记忆力和计算能力等。评估者应根据需要设计情景与问题，便于观察分析老年人的一般能力。

（2）特殊能力的观察：特殊能力即指某项专门活动所需的能力。它只在特殊活动领域内发生作用，包括动作能力、机械能力、核对能力、美术能力、音乐能力、数学能力、体育能力和写作能力等。评估者给老年人创造实践机会，通过实际表现来观察其上述相应的能力。其目的是了解其对娱乐、体育的兴趣爱好是否广泛，兴趣是否易变；对日常生活与社会环境的适应能力如何，能否独立生活；是否能与过去一样对某些活动保持兴趣，并有专业的表现。

三、老年人社会健康评估

（一）环境评估

老年人的健康与其生活环境息息相关，如果环境变化超出了老年人机体的调节和适应能力，将可能引起不适或相关疾病。

1. 物理环境　评估时应了解老年人生活环境中的特殊资源及其对目前生活环境的特殊要求，还需评估老年人居家环境安全因素，评估的要素包括居家生活的多个方面，通过详细询问或家庭访视等可以获得相关信息与资料。

2. 社会环境　社会环境包括经济、文化、教育、法律、制度、生活方式、社会关系、社会支持等诸多方面。

（1）经济状况：社会环境因素中，对老年人的健康及患者角色适应影响最大的是经济状况（医疗费用支付方式）。可通过以下问题了解老年人经济状况。①家庭经济状况：有无经济困难、子女收入情况、家庭成员中是否有失业、待业人员。②目前经济来源、退休前后的福利情况、日常生活开销的收支情况等。③医疗费用的支付形式：医保、商业保险、自费或原单位报销等。

（2）生活方式：评估老年人饮食、睡眠、排泄、活动、娱乐等的习惯及有无吸烟、饮酒等不良嗜好。若有不良生活方式，应进一步了解是否给老年人带来不良影响，并指导老年人健康的生活方式。

（3）社会支持：评估老年人对当前的家庭及社会支持是否感到满意，可采用家庭与社会评估表（APGAR 量表）进行评估（表 3-4）；评估老年人社会关系及家庭支持情况，如与家庭成员的关系、子女是否孝顺、家庭成员相处是否和睦等；与邻里、朋友之间相处是否和谐；有无自己的兴趣爱好；周围相关人员是否在必要时能给予帮助与支持等，可采用社会支持评定量表（SSRS）进行评估。

表 3-4 家庭与社会评估表（APGAR 量表）

问题项目	经常觉得（2分）	有时觉得（1分）	几乎没有（0分）
1. 我很满意当我有任何困难时可以寻求家人帮忙			
2. 我很满意我的家人与我说话或分享问题的方式			
3. 我很满意我的家人接受及支持我从事的活动			
4. 我很满意我的家人对我情绪上的反应，如生气或难过的表达方式			
5. 我很满意我的家人和我一起共处的方式			
评分结果：家庭功能不全：低于 3 分 中度功能不全：4～6 分 目前无须家庭功能问题：7 分以上			

（二）角色功能评估

评估老年人角色功能，明确老年人对角色的感知、对承担的角色是否满意，有无角色适应不良，以便及时采取干预措施，避免角色功能障碍给老年人带来的生理和心理方面的不良影响。可通过交谈、观察等方式采集相关信息。评估的内容包括：

1. 角色承担

（1）一般角色：评估老年人退休前的工作性质、退休时间和现在的生活状况，了解退休所带来的不良影响及当前的角色适应情况。

（2）家庭角色：老年人可能需承担家务劳动、照料孩童等工作；老年人还将面临丧偶，因此，还需了解老年人的夫妻角色功能。评估时应尊重老年人、尊重实际，对所有采集的资料不评判、不论是非。

（3）社会角色：评估老年人每天日常生活的情况，了解其社会关系、社会角色有无缺失；评估老年人能否正常融合到社会活动中去，了解老年人内心是否有孤寂、无助感等。

2. 角色认知 评估老年人对自我角色的感知和别人对其所承担角色的期望，老年期对其生活方式、人际关系方面的影响。了解老年人周围人群对其角色期望的认同情况。

3. 角色适应 评估老年人对自己承担的角色是否感到满意，以及与自己的角色期望是否相符合，观察老年人有无角色不适应的行为表现，如不满、抱怨、头晕、疲乏、焦虑、抑郁、自我废用感等。

（三）文化背景评估

评估老年人文化背景，了解老年人的文化差异，为制定符合老年人文化背景的个体化护理措施提供相关依据。文化评估主要包括老年人的爱好、信仰、信念、价值观等，这些因素将决定老年人对健康、疾病、衰老、死亡等的看法与接受能力，可指导护理服务的细节和目标。

第 3 节　老年综合评估的运用与实施

针对所有符合老年综合评估实施条件的老年人，建议常规开展信息化、便于随访的老年综合评估工作，根据所在环境、评估人员资质、评估目的、评估时间等的不同，选用对应的评估工具，根据老年综合评估的结果，采用相应的实施和管理策略。

1. 对于老年综合评估结果提示躯体活动能力良好、无焦虑和抑郁、营养状况良好、认知功能正常、非衰弱、无肌少症等的老年人，可选择传统的老年慢性疾病管理模式或专科会诊模式。

2. 对于老年综合评估结果提示合并躯体活动能力明显下降、跌倒高风险、焦虑或抑郁、谵妄、营养不良、认知功能障碍、尿便失禁、衰弱或肌少症等的老年综合征高危人群，需要启动多学科团队管理模式。

链　接

老年多学科团队管理模式（multidisciplinary management of geriatric，MMGS）是在传统医学诊治的基础上，以老年科医师、营养师、精神卫生科医师、综合评估护士、康复师及某些专科医师等组成的多学科成员为团队支撑，以老年综合评估工具为手段，不定期地对老年人疾病、功能状态、心理健康等做全面评估，以制订出贯穿入院时、住院期间及出院后的全面又个体化的老年疾病治疗新模式。图 3-1 为多学科团队管理流程。

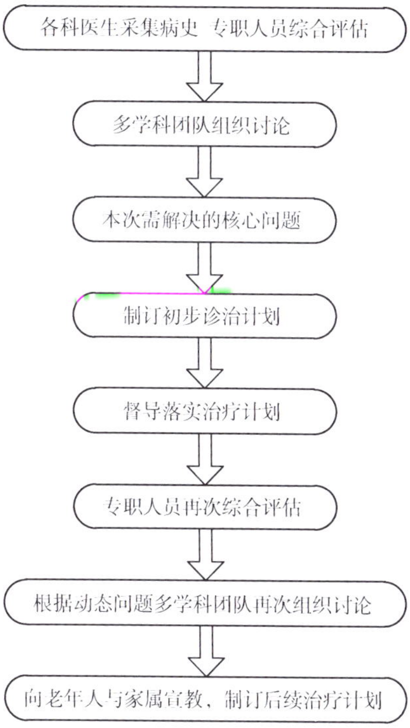

图 3-1　多学科团队管理流程

3. 对于老年综合评估结果提示虽为高危人群，但考虑由于某种急性疾病引起老年综合征加剧，建议进一步专科诊治解决急性疾病问题，待病情平稳后再次进行评估，以决定后续诊治计划。

4. 合并老年综合征的老年人经多学科团队处理后，症状加剧、功能恶化，考虑由系统疾病状态加剧引起的，建议转相应专科进一步处理急性症状。

5. 老年综合评估需根据老年人不同的诊疗地点、评估目的而选用相应的评估工具。针对综合医院，如需要快速获得老年综合评估的初筛结果，可采用简化版的评估量表或简单问卷进行评估。如需要了解老年人自理能力，可通过询问老年人行走、穿衣、购物、洗澡、干家务活等有无障碍，初步判定是否存在自理能力障碍。如需了解老年人营养问题，可通过询问老人近期体重有无明显减轻、计算体重指数等初步判断。

老年综合评估作为老年医学必备的核心技术之一，应在老年人入院时、住院诊疗过程中、出院后常规开展，社区卫生服务中心也应常规开展老年综合评估初筛工作，中长期照护机构和居家养老的老年人可将其作为医养护一体化管理模式中重要的组成部分。老年综合评估是老年医学的重要技能，而我国老年综合评估的开展尚处于起步和摸索阶段，目前国内尚无统一的标准，缺乏切实有效的技术指导规范，还需在实践中不断摸索改进。

（曾玉萍　卢运红）

第四章　老年人心理保健与指导

第1节　老年人心理特点

老年人的心理变化是指心理功能和心理特征的改变，包括感知觉、记忆、智力等的改变。由于内外条件的差异，不同年龄的老年人其心理变化存在各自的特点，老年期心理变化的主要特点归纳为以下几个方面。

一、感觉与知觉的改变

感觉与知觉能力，又称为感知觉，是人和环境互动的基础，是最初级、最基本的认知过程。感觉是个体对刺激作用于某种感受器所产生的体内外的初级经验，纯粹的感觉几乎不存在，感觉与知觉总是紧密地结合在一起。伴随老化，老年人感知觉的能力逐渐衰退，这种改变会对个体的行为与生活产生重大影响。

（一）视觉的改变

个体接收的外界信息中80%是通过视觉获得的，老年人由于眼睛生理结构的老化，视觉也明显地随之减退。老年人的视觉主要发生如下改变：

1. 绝对阈值与差别阈值　老年人较年轻人察觉某种事物需要更高的光亮强度，且区别不同水平的亮度存在困难，表明老年人进行日常工作需要较高的照明水平。

2. 暗适应与光适应　暗适应指从亮处突然进入暗处，视觉感受性逐渐提高，视觉绝对阈值降低以使低强度的光刺激可以被看到的过程。老年人从暗处到亮处的光适应明显较年轻人差。

3. 视敏度　随着年龄的增长，个人的静态视敏度和动态视敏度均明显下降，且动态视敏度下降更早，下降的速度也更快。

4. 颜色知觉　老年人在进行较精细的轮廓辨别时，所认物体颜色的准确性明显下降，如辨认一条包含复杂易变的形状和颜色的丝巾时出现的颜色知觉反应较为缓慢。

5. 深度知觉　个体判断视觉空间内物体相对位置远近或深浅的能力，在40岁前无明显变化，40～50岁阶段陡然下降，然后缓慢下降。

6. 形状知觉　老年人辨认熟悉刺激物或动作的知觉较年轻人下降，如患有阿尔茨海默病的老年人具有明显的形状知觉障碍。视觉的减退使老年人对交通信号分辨不清，活动受到限制，可能会体验到孤独感，有时还会产生定向错误和精神错乱，对老年人的心理和身体健康都有重要影响。

（二）听觉的改变

由于老年人分辨声音频率的能力随年龄的增加而下降，尤其是分辨高频的能力。因此，老年人易被背景噪声干扰而出现确定声音方位困难，进而影响对重要声音信息的接收。同时，高频听觉的减退还导致老年人辨别辅音的能力减退，从而存在语言理解的问题，当出现词语重叠、语速快或被打断等情况时尤为明显。

听觉在社会交往中的作用无法取代，老年人听觉的减退或丧失，对其感受人际关系的质量有消极影响。

（三）痛觉、味觉、嗅觉的改变

痛觉是人类最复杂的生理、心理的知觉体验，高龄老人很难描述疼痛的体验。老年人的味觉感受性较青年人有轻微的下降。一般来说，60 岁后嗅觉出现减退，但同一个体对不同气味嗅觉变化的程度不一样。

二、记忆的改变

记忆是一种心理过程，是人们对于感知、体验或操作过的事物的印象，经过加工保存在大脑中，并在需要时提取出来的过程。记忆是心理功能的重要组成部分，与其他心理过程的关系十分密切。正确认识记忆老化的特点和变化规律，可以帮助老年人正确面对记忆的改变，减少烦恼。

（一）记忆的正常老化

成年人的记忆随年龄增加而发生的变化属于生理性变化，是一种自然现象，称为记忆的正常老化。老年人记忆的特点和主要变化大致可归纳为以下三点：

1. 初级记忆和次级记忆 初级记忆是人们对于刚刚看到或听到的、当时还在脑子里留有印象的事物的记忆。老年人的初级记忆随增龄而减退的程度较缓慢，与年轻人差异不明显。次级记忆是对于已经看过或听过了一段时间的事物，经过复述或其他方式加工编码，由短时储存转入长时储存。老年人次级记忆随增龄而减退的程度明显高于初级记忆，且年龄差异较大。

2. 再认与回忆 老年人再认能力明显好于回忆能力。

3. 意义记忆与机械记忆 老年人意义记忆比机械记忆减退慢，一般到六七十岁才有所减退，其对于有逻辑联系和有意义的内容，尤其是一些重要的事情或与自己的专业、经验和知识有关的内容，记忆保持较好。

（二）记忆的病理性老化

个体的记忆与躯体健康有关，病理性老化是伴随疾病而引起的老化，属于异常老化，往往是某些疾病常见的和较早出现的临床症状，如脑肿瘤和脑血管等疾病，可引起明显的记忆障碍。此外，记忆也与心理健康有关，有些精神疾病也会引起记忆障碍。

三、智力的改变

智力是个体有目的、思维合理和有效地适应环境的总能力，包括三组有关能力：问题解决能力、语言能力和社会能力。

智力是种整体的、综合的能力，包括液态智力和晶态智力。液态智力是指能够获得新观念，洞察复杂关系的能力，如反应速度和思维敏捷度等，主要与个体神经系统的生理结构和功能有关。晶态智力是指对词汇、常识等的理解能力，与个体后天的知识、文化和经验的积累有关。随着年龄的增长，老年人的液态智力呈下降趋势，高龄期下降明显，而晶态智力并不随增龄而下降。

四、思维的改变

思维是人脑对客观事物的本质属性和内部规律的间接、概括反映，是高级的理性认识过程，主要包括概括、类比、推理和解决问题方面的能力。老年期思维的衰退出现较晚，且个体仍能保持对熟悉的专业领域的思维能力。但是，由于老年人在感知觉和记忆方面的衰退，其思维的敏捷度、流畅性、灵活性、独特性以及创造性等方面出现减退，表现为思维迟钝和贫乏、思维奔逸、强制性思维以及逻辑障碍，但思维的改变存在较大的个体差异。

五、人格的改变

人格是指个体与所处环境交互作用，在生长发展的适应过程中形成的个人所有特质的总和，以性格为核心，包括气质、能力、兴趣、爱好、习惯和性格等心理特征。老年人的人格改变因人而异，既存在连续、稳定的特点，也会受到生理、环境、社会、人生阅历等因素的影响。人格模式理论将老年人的人格分为四种类型。

1. 整合良好型　生活满意度高，成熟，能正视新的生活，具有良好的认知能力和自我批评能力。

2. 防御型　否认衰老，刻意追求目标，活到老，干到老，乐在其中。

3. 被动依赖型　从外界寻求援助以帮助其适应老化过程，或者与他人没有相互作用的关系，对任何事物都漠不关心。

4. 整合不良型　存在明显的心理障碍，需要在家庭照料和社会组织帮助下才能生活。

六、情感与意志的改变

情感是指人对客观事物是否满足需要而产生的态度体验及相应的行为反应。意志是指一个人自觉地确定目的，并根据目的来支配、调节自身的行为，克服各种困难，来实现目的的心理过程。老年人的情感和意志改变因社会角色、生活环境、文化素质的不同而存在较大的差异。

第2节 老年人常见心理问题与护理

一、离退休综合征

1. 原因

（1）个性特点：部分老年人退休前工作繁忙、事业心强、爱岗敬业，离退休后突然闲下来，感到无所事事，容易出现离退休综合征。相反，若老年人退休前工作并不繁忙，个人对事业也无过高的目标追求，则较容易适应离退休后的生活。

（2）个人爱好：某些老年人爱好广泛，兴趣多样，有助于丰富退休后的生活，但某些老年人缺乏兴趣爱好，退休后不知如何安排闲暇时间，容易变得萎靡不振，出现异常的心理。

（3）性别差异：男性退休后，活动范围缩小，对于家庭琐事的处理也不如女性娴熟，常会感到困难，难以维持心理平衡。

（4）人际关系：善于结交朋友的老年人，性格外向，乐于交流，有机会排解心中的不快，不易出现负性情绪；反之，人际关系单一，足不出户的老年人，经常感到孤独、烦闷，由于缺少倾诉对象，容易产生消极情绪。

（5）职业性质：职业的差异会影响老年人对退休后由于角色改变而产生的感受。通常，不承担管理职责的普通劳动者，退休后有充足的时间料理家务、消遣娱乐和结交朋友，若经济和医疗有保障，则易感到满足，情绪稳定，表现为十分享受退休后的生活；反之，从管理岗位退休的老年人，易感到较大的社会地位落差，同时由于社交群体出现变化，生活重心转向家庭，易产生不适应感。

2. 表现及特征 离退休综合征是一种复杂的异常心理反应，主要表现在情绪和行为方面。具体表现为情绪变化明显，有的老年人易急躁、爱发脾气，也有的老年人表现为忧郁；行为上可出现坐卧不安、重复行为或无所适从，有时还会出现强迫性定向行走，注意力不集中，做事常出错，对现实不满、常常怀旧、存在偏见。这些表现容易引起一系列疾病的发生，或加重原有的慢性疾病。

离退休综合征表现出的心理障碍特征包括：①无力感。老年人离退休后不愿接受现实，总觉得自己还有充足的体力和精力参加工作，但没有能力改变现实情况，而感到无力。②无用感。离退休后，老年人缺少事业成就感，会感到对社会无用而产生失落感。③无助感。老年人离退休后，离开原有的社会圈子，社交范围缩小，朋友减少，易产生较强烈的孤独感，遇到问题时缺少求助的对象，进而感到无助和不安。④无望感。身体衰老、身患疾病，容易使老年人对未来失去信心，看不到希望甚至感到绝望。上述心理障碍的出现，是老年人的个性特点、生活状态和人生观等多种因素协同作用的结果，并非每一位老年人都会出现。

3. 护理措施

（1）充分认识到角色过渡与转换的必然性，不要把离退休当成自己人生的终点，要看作是人生的一个新起点，要学会自立，面对离退休、疾病、家庭冲突等事件，要以平常心态积极对待，保持良好的心境。

（2）学会自我调整，老年人可采用宣泄、自我安慰、转移注意力等方式自我调节情绪，以良好的心态积极应对离退休生活。

（3）积极与家庭成员沟通，主动调整自己与家庭成员的关系，在老有所为、老有所乐的同时多关心下一代，建立良好的亲情关系。老年夫妻间要相互关心、相互照顾。

（4）离退休后保持充实的生活，主动与外界交往，发挥个人专长，以免失去个人价值感，根据自己的年龄、体质、兴趣等情况，坚持体育锻炼和进行适当的体力活动及文娱活动，增加对生活的兴趣，减轻孤独、忧郁、失落的情绪。

二、空巢综合征

1. 原因

（1）心理衰老：四十岁后，人进入心理衰老期，随着自我生存能力和自我价值的不断降低，易产生对人际关系疏远的恐惧。

（2）角色丧失：父亲角色或母亲角色对老年人的自我认同感至关重要，也是其身份、自我价值和情感的重要来源。当子女长大离家，父、母亲的角色便开始部分丧失，甚至全部丧失。父母会感到不适应甚至难以接受。

2. 表现及特征

（1）情绪方面：心情郁闷、沮丧、凄凉和悲哀等。

（2）认识方面：多数老年人出现自责倾向，认为过去对子女的关心、照顾和疼爱不够，没有完全尽到做父母的责任和义务等，也可能会产生埋怨子女的倾向，觉得子女对父母的回报不够，只顾个人的利益而让父母独守“空巢”等。

（3）行为方面：表现为闷闷不乐、愁容不展，语调平淡，常独自发呆，甚至以泪洗面，伴有食欲减退、睡眠障碍等。

3. 护理措施

（1）转换观念，空巢老人要学会自立，要以平常心态积极面对生活，保持良好的心境。

（2）指导老年人正确面对子女成家立业离开家的现实，充分理解子女的辛苦处境，调整心态，不将晚年幸福建立在子女照顾的基础上，要学会独处，善于克服生活方面的困难，同时注意寻找精神寄托。

（3）老年人应重新建立离退休后有规律的生活作息制度，科学安排家庭生活，戒烟酒，养成良好的起居、饮食习惯。

（4）培养广泛的兴趣爱好，丰富生活，陶冶性情，增进心脑健康。积极参与活动，根据自己的爱好选学一两项技艺，诸如书法、绘画、摄影、园艺、钓鱼、编织、弹琴等，让晚年生活既充实又充满朝气。

（5）保持愉快的心境和乐观的态度，克服消极情绪；鼓励老年人积极乐观的生活。

三、焦 虑 症

焦虑症是老年人的常见心理疾病。焦虑是对应激的一种正常反应，适当的焦虑能够使人鼓起勇气面对即将发生的危机。有焦虑的情绪体验，并不等于患有焦虑症，过分或过度的焦虑情绪才会导致焦虑症。

（1）病因

1）躯体因素：躯体疾病日渐增多，感到力不从心。

2）环境因素：社会地位的改变、家庭关系的变化、伴侣住院或离世等来自外界环境的因素。

3）个性因素：个性急躁、易担忧、易兴奋、有依赖性、性格内向等。

4）认知因素：对事情的认知或看法较悲观，可导致焦虑心理。

5）疾病与用药：某些疾病，如抑郁症、痴呆、甲亢等，以及某些药物，如受体阻滞剂、抗胆碱能药物、咖啡因等均可引起焦虑反应。

（2）表现及特征

1）急性焦虑：表现为惊恐发作（panic attack）。典型表现为正在进行日常活动而非面临某些特殊的恐惧性情境时，突然出现强烈的恐惧、害怕、担心的情绪，症状发生突然，情绪越来越紧张。惊恐发作时，会突然感到心悸；胸闷，胸痛，胸前区压迫感；呼吸困难，喉头堵塞感，窒息感等。可同时出现强烈的恐惧感，感到即将死去，或失去理智。因此，惊恐万分，四处呼救。部分人出现过度换气、头晕、步态不稳，虚脱感，多汗、面部潮红或苍白、全身颤抖，手足麻木、恶心，胃肠道不适等症状。急性焦虑发作历时短，5～20分钟可自行缓解。

2）慢性焦虑：表现为持续性精神紧张。老年人表现为长期的紧张不安，做事时心烦意乱，没有耐心，与人交往时紧张、不沉稳，较敏感，处于高度警觉的状态，容易激怒，遇到突发事件时惊慌失措，六神无主。

长时间处于焦虑状态可严重损害老年人的身心健康，加速老化，并可诱发高血压、冠心病等；急性焦虑发作可导致脑卒中、心肌梗死、青光眼、高压性头痛、失明以及跌倒等意外发生。

（3）护理措施

1）保障患者安全：①密切观察患者情绪变化，对有自杀、自伤倾向的患者，注意防范自杀、自伤的发生。②做好安全检查，避免环境中的危险物品和其他不安全因素，防止患者在症状影响下发生意外情况。

2）满足基本生理需要，提高舒适度：①提供基础护理，满足患者饮食、睡眠、排泄等基本生理需要。②对主诉躯体不适的患者，注意区别是心因性还是器质性问题，后者需要及时向医生反馈，遵医嘱给予相应的处理。

3）减轻精神症状：①建立良好的护患关系，使患者产生信任感，对治疗抱有信心。②耐心倾听患者的叙述，接受其症状。③提供支持性心理护理，了解患者的感受和体验，理解和尊重患者的痛苦感受。④提供安静舒适的环境，减少外界刺激。⑤指导患者深呼吸或其他放松技巧，逐步放松肌肉。⑥鼓励患者积极表达情绪和感受，协助其识别负性情绪及相关行为。⑦帮助分散患者的注意力，改善或消除不良的情绪和行为。⑧重建正确的对待疾病的观念和态度，顺其自然。

4）提高应对能力，恢复社会功能：①寻找压力源及诱因，制订出适合的应对方式，增强信心，减轻无助、无用感。②采用行为示范法，帮助患者学会处理压力。③协助患者获得家庭的理解和适当的社会支持。④帮助患者提高自我照顾能力，增强社会适应能力，学会自我调节，尽早摆脱依赖性。⑤协助患者改善人际关系，建立和谐的家庭氛围。

5）特殊护理：惊恐发作时需要给予特殊护理。①急性发作期间，须镇静、沉稳，态度和谐，耐心倾听和安抚，并表示理解和尊重，帮助患者脱离应激源或改变环境，有条不紊地进行治疗和护理，陪伴患者直至症状缓解。②间歇期间，给予患者相关知识教育，帮助其战胜惊恐，运用认知干预法，帮助患者识别出可能的诱发因素，教会患者控制过度换气或减少体力活动以减轻恐惧感，并学会放松技巧，进行自我控制。

四、抑 郁 症

抑郁症是老年人最常见的精神疾病之一。老年抑郁症泛指存在于老年期（≥60 岁）这一特定人群的抑郁症，包括原发性抑郁（含青年或成年期发病，老年期复发）和继发性抑郁。严格而狭义的老年抑郁症是指 60 岁以后首次发病、持续至少两周的以抑郁心境为主要临床特征的一种精神障碍。

1. 病因 老年人抑郁的原因可能包括：①随着年龄的增长而出现的生理、心理功能退化。②慢性疾病及其并发症导致的自理能力下降或缺失。③应激事件的影响，如离退休、丧偶、经济窘迫、人际关系紧张等。④消极的认知应对方式等。

2. 表现及特征 老年人易多思多虑，性格更加敏感、偏执，若空闲在家无所事事，又缺少陪伴，会感到空虚、孤独，当受到外界刺激后，容易引发老年抑郁症。

（1）以疑病为首发症状的老年抑郁症，是比较常见的一种老年抑郁症的表现。疑病症状常涉及全身，如失眠、胸闷、心悸、浑身乏力、厌食等，以及头痛、胸痛、背痛、全身痛。由于身体不适，患者心情低落，对什么都提不起兴趣，往往将这些情绪表现归咎于躯体不适，因此反复到医院检查。若检查后未发现明显的器质性病变，应考虑患者是否患有老年抑郁症。

（2）迟滞性老年抑郁症。该类患者的表现主要为一段时期内不喜运动，并且动作缓慢、僵硬，简单的家务劳动也需要很长时间才能完成，语言功能失调，不仅不会主动讲话，而且回复也较为简短。迟滞性老年抑郁症的表现还体现在面部表情变化减少，有时双眼凝视，对外界变化无动于衷。

（3）假痴真呆型老年抑郁症。由于早期没有得到识别和治疗，当病情发展到严重阶段时，出现记忆减退、智力障碍、思维抑制等类似老年痴呆症的表现，针对该类患者，需要注意鉴别“假痴真呆型抑郁症”的情况，以免延误病情，耽误治疗，影响康复。

（4）激越性老年抑郁症。其发病率随着年龄的增长而增加，其表现如下：患者常产生没有缘由的不安、茫然、焦虑、恐惧，终日担心自己和家庭将遭遇不幸，严重时搓手顿足，坐卧不安，惶惶不可终日，喋喋不休，严重者甚至企图自杀。

3. 护理措施

（1）日常生活护理：①指导患者规律生活，白天参加活动和适当的锻炼；入睡前喝热饮、泡脚或洗热水澡，避免情绪兴奋、激动；为患者创造舒适安静的入睡环境，确保其睡眠充足。②饮食需注意摄取营养，并保持饮食清淡，吃高蛋白、富含维生素的食物，少吃糖类食物。

（2）用药护理：①密切观察药物的疗效和不良反应，目前临床上常用的抗抑郁药主要有三环类和四环类抗抑郁药、选择性 5-羟色胺再摄取抑制剂（SSRI）、单胺氧化酶抑制剂（MAOIs）及其他新药。②抑郁症需要长期服药，当患者治疗信心不足或不愿治疗时，易出现拒药、藏药或随意增减药物的情况，因此需耐心说服患者严格遵医嘱服药，由于老年抑郁症容易复发，因此需长期服药，大部分患者应持续服药 2 年，数次反复者，服药时间应更长。

（3）严防自杀：①与患者建立良好的护患关系，识别自杀动向，如患者近期内是否有过自我伤害或自杀未遂的行为，是否有焦虑不安、失眠、沉默少语，或抑郁的情绪突然“好转”，常在危险处徘徊，拒绝进食、卧床不起等。②患者房间内应光线明亮，空气流通，整洁舒适，墙壁以明快色彩为主，可挂上壁画，摆放鲜花，以利于调动患者积极良好的情绪，点燃对生活的热爱。③对于有强烈自杀企图的患者需要专人 24 小时看护，不离视线，尤其在夜间、凌晨、午间、节假日等医护人员较少的时候，需特别防范，必要时可予以约束。④需妥善保管药物，以免患者一次性大量吞服，造成急性中毒。对于可用于自伤的工具也应加强管理。

（4）心理护理：①护士需协助患者树立积极正向的思想；通过帮助患者回顾自己的优点、长处、成就来增加正向的看法；协助其改正不切合实际的目标，多参与社交活动，并提供增强自尊的机会。②严重抑郁患者思维缓慢，护士需引导患者转移注意力，利用治疗性的沟通技巧，协助患者表述其看法。③引导患者回顾以往的生活，协助患者了解自我，减轻失落感。④协助患者提高处理问题的能力、改善人际互动的方式，为其提供社会交往的机会。

（5）健康教育：①鼓励老年人合理安排生活，常动脑学习，进行力所能及的劳动，培养兴趣爱好。②指导子女不仅要照顾老年人的生活，更要关心老年人的精神、心理，营造和谐的家庭氛围和社交圈。③社区和老年护理机构等应创造条件让老年人多参加集体活动，举办相关讲座，有条件的地区可开设网络和电话热线服务进行心理健康指导。

第 3 节　老年人情绪管理与心理健康维护

老年人的心理健康与否，会直接影响着老年人的自身健康和生活质量，同时也影响着老年人衰老的速度，故增进与维护老年人的心理健康是老年期护理的重要内容。

1. 健康老龄化和积极老龄化　健康老龄化是指老年人在晚年能够保持躯体、心理和社会生活的完好状态，将疾病或生活不能自理推迟到生命的最后阶段。积极老龄化是在健康老龄化的基础上提出的新观念，它强调老年群体和老年人不仅应在机体、社会生活、心理方面保持良好的状态，而且要积极面对晚年生活。医护人员应帮助老年人正确认识和评价衰老、健康和死亡，树立正确的健康观、生死观，使老年人在心理上接受衰老，鼓励其实现老有所为、老有所用的生活。

2. 做好离退休的情绪管理　充分认识到角色过渡与转换的必然性，不要把离退休当成自己人生的终点，要看作是人生的一个新起点，老人要学会自立，面对离退休、空巢、衰老、疾病、家庭冲突等事件，要以平常心态积极对待，保持良好的心境。培养生活的新兴趣，转移离退休后孤独、忧郁、失落的情绪。

3. 增强自我照顾能力　医护人员要善于运用老年人自身资源，以健康教育为干预手段，采取不同的措施，尽量维持老年人的自我照顾能力，巩固和强化其自我护理能力，避免过分依赖他人，从而增强老年人生活的信心，保持老年人的自尊。此外，医护人员应鼓励老年人勤用脑，保持适量的脑力劳动，这对于延缓脑的衰老和脑功能的退化非常重要。老年人应坚持学习，不断获取新的知识。

4. 健全老年人医疗保健防护体系　医疗保健是老年人众多需求中最为突出和重要的需求，但目前老年人"看病难，住院难"的问题十分突出。因此，应从以下几个方面解决问题。①加快深化医疗卫生体制改革，加强人口老龄化的医疗保健与护理服务体系，健全社区卫生服务体系；②定期为老年人进行体格检查，开展健康教育讲座、定期家访，为老年人提供方便、快捷的综合性社区卫生服务。③建立和发展多种形式的医疗保障制度，以缓解老年人患病后对家庭和个人造成的经济压力，妥善解决看病就医的费用问题。

5. 妥善处理家庭关系　家庭是老年人晚年生活的主要场所，家庭关系和睦、家庭成员互敬互爱有利于老年人健康长寿；相反，家庭不和，家庭成员之间关系恶劣，则会对老年人的身心健康造成极大的伤害。

（1）求同存异，相互包容　家庭成员应多关心和体谅老年人，遇事主动与老年人商量，对于不同的意见，要耐心听取，维护老年人的尊严。

（2）促进老年人与家庭成员的情感沟通。

1）鼓励老年人主动调整其与家庭成员的关系，在老有所为、老有所乐的同时多关心下一代。家庭成员要为老人的衣、食、住、行等创造条件，为老人提供情感和物质上的帮助，共同建立良好的亲情关系。

2）空巢老人应正确面对子女成家立业离家的现实。老人不应过高期望和依赖子女对自身的照顾，要善于利用现代通信手段与子女沟通，子女则应该常看望或联系父母，让父母享受天伦之乐。

3）夫妻恩爱有助于老年人保持舒畅的心理状态。老年夫妻间要相互关心、相互照顾、相互包容、相互适应，还要进行情感交流和保持和谐愉悦的性生活。

4）鼓励老年人与家人或其他老年人共同居住。

5）支持丧偶老年人再婚。老年人丧偶以后，只要有合适的对象即可再婚，一方面老年人要冲破传统观念，另一方面子女要理解、支持老年人再婚，使老年人晚年不再孤寂。

6. 注重日常生活中的心理保健　①培养广泛的兴趣爱好：有助于摆脱失落、孤独、抑郁等不良情绪，促进身心健康。②培养良好的生活习惯：饮食有节，起居有常，戒烟限酒，多参与社交活动，有助于克服消极情绪、振奋精神。

7. 创造良好的社会支持系统　加强宣传教育，进一步树立和发扬尊老敬老的社会风气，为老年人创造良好的社会支持系统。

（韦荣泉　韦长元）

第五章　老年人安全用药护理

药物治疗是治病防病、维护健康的重要措施之一。老年照护人员应熟悉老年人的生理功能、药物代谢动力学（药动学）和药物效应动力学（药效学）的特殊性，以医学和药学知识指导用药，使药物治疗更有效、安全和经济，减少药源性疾病的发生。

第1节　概　　述

一、老年人的药动学改变

药物代谢动力学（简称药动学）即机体对药物作用的过程，主要是定量研究药物在生物体内的吸收、分布、代谢和排泄过程，并运用数学原理和方法阐述药物在机体内的动态规律的一门学科。药动学表现为体内药物浓度随时间变化的规律。与年龄相关的生理学变化会影响许多药物的药动学和药效学，因此也会对药物体内过程的变化产生影响。

（一）老年人生理功能衰退对药物吸收的影响

药物吸收是药物从给药部位进入血液的过程。老年人器官功能的改变对药物吸收的影响常表现为：

1. 某些药物在酸性的环境中稳定，如阿司匹林，但老年人因胃酸缺乏，酸性环境变弱，导致药物在胃内解离增多，吸收减少。
2. 胃肠黏膜血流量减少使药物转运入血减慢。
3. 胃肠蠕动功能减弱，胃排空延迟会使肠溶片达到有效血药浓度的时间推迟。
4. 胃肠黏膜的萎缩影响药物经细胞主动转运吸收的过程。
5. 肝血流量的减少使药物的首过消除效应减弱，肝脏代谢减慢，血药浓度升高。

（二）老年人身体组分与生理功能的改变对药物分布的影响

药物分布是指药物从体循环向器官组织和体液转运的过程。

1. 老年人体内成分的改变对药物吸收的影响　老年人体内总水分下降而脂肪成分上升，故水溶性药物如对乙酰氨基酚、锂剂、地高辛等的表观分布容积降低，相应的血药浓度上升，因此应注意减量使用，避免引起血药浓度过高。而脂溶性药物如苯巴比妥、地西泮的表观分布容积会增加，从而相应地药物半衰期会延长，药物在体内代谢减慢，如果连续用药可引起药物蓄积中毒。

2. 人血清白蛋白减少对药物吸收的影响　白蛋白是药物结合的主要成分，老年人肝脏合成人血清白蛋白的能力进行性下降，白蛋白的减少会影响药物的结合，如华法林的蛋白质结合率高（99%），当白蛋白浓度降低时，血中游离华法林就会增加，出血的风险就会相应增加。尤其是老年肿瘤患者因慢性消耗会导致白蛋白水平降低，应用该药更要谨慎。

3. 老年人心输出量减少、动脉硬化、组织血液灌注相对不足　可能影响药物在组织器官的浓度。

（三）老年人肝功能衰退对药物代谢的影响

药物代谢是指药物在体内发生化学变化，即生物转化。肝脏是药物代谢的主要器官，肝代谢主要包括Ⅰ相反应（氧化反应，如羟基化和脱羟反应）和Ⅱ相反应（结合反应，如葡萄糖醛酸化、乙酰化和硫酸化）。年龄相关的肝脏体积减小会导致Ⅰ相反应降低，引起药物清除率降低，半衰期延长，如地西泮、吡罗昔康、茶碱等。脂溶性药物代谢时间延长可使相应的中枢神经系统毒性增加。老年人的心输出量减少，导致肝脏血流量减少，会显著降低肝脏摄取率高的药物的代谢，如利多卡因、吗啡、普萘洛尔、拉贝洛尔、维拉帕米、咪达唑仑和硝苯地平等。另外，种族、性别、吸烟、饮食、药物相互作用（指其他药物加入已有的治疗药物中时，竞争相同的代谢酶）等因素也会对老年人的肝脏代谢有显著影响，见表5-1。

表5-1　与年龄相关（老龄）的药物代谢动力学参数变化

药物代谢动力学时段	药物代谢动力学参数	常见药物
胃肠道吸收	通过被动扩散吸收的多数药物的生物利用度不变	大多数药物
	主动转运↓；某些药物的生物利用度↓（因老年人胃酸减少）	钙盐、阿司匹林
	首过效应↓，某些药物生物利用度↑	普萘洛尔、利多卡因、硝酸甘油、吗啡、维拉帕米、丙咪嗪
分布	分布容积↓，水溶性药物血浆浓度↑	对乙酰氨基酚、锂剂、地高辛
	分布容积↑，脂溶性药物半衰期↑	苯巴比妥、地西泮
	血浆蛋白结合率高的药物游离分数↑或↓	华法林
肝代谢	清除↓，半衰期↑	布洛芬、萘普生、吡罗昔康、阿普唑仑、丙咪嗪、地西泮、咪达唑仑、茶碱、利多卡因、吗啡、普萘洛尔、拉贝洛尔、维拉帕米、地尔硫䓬、硝苯地平、左旋多巴
肾排泄	清除↓，经肾排泄的药物和主动代谢的药物半衰期↑	阿米卡星、庆大霉素、链霉素、妥布霉素、卡托普利、地高辛、依那普利、赖诺普利、阿米洛利、呋塞米、氢氯噻嗪、氨苯蝶啶、金刚烷胺、西咪替丁、雷尼替丁、锂剂

注：↑升高或延长，↓降低或减少。

（四）老年人肾功能衰退对药物排泄的影响

药物排泄主要是指药物经肝脏生物转化后从肾脏排泄的过程。肾脏是许多药物的主要排泄器官。肌酐清除率是评估肾小球滤过率的指标，可用来检测年龄相关的肾功能的变化。

二、老年人的药效学改变

药效学主要研究药物对机体的作用，包括药物的作用、作用机制、临床应用。老年人药效学改变的机制与药物受体的数目、靶细胞的受体亲和力、受体后转化、信息传递机制和细胞反应等改变有关，也与内环境稳态调节功能减退相关。药效学的改变主要为药物浓度-效应关系或受体敏感性的改变。在年轻患者身上表现轻微或不存在的药物不良反应，会在老年患者中表现得非常显著。老年人的药效学特点主要表现在以下几个方面。

（一）老年人对药物的反应性发生改变

1. 对中枢神经系统抑制药的反应 老年人对中枢神经系统抑制药的敏感性增加，与年轻人相比，老年人在药物反应中对药物数量的改变尤为敏感，尤其对阿片类药物的镇痛作用的反应更敏感。

2. 对心血管系统药物的反应 大多数老年患者对抗凝剂（华法林、肝素）、利尿剂、降压药等药物的反应敏感；服用抗交感神经活性药物、利尿药和血管扩张剂，会增加直立性低血压的风险，一旦发生眩晕和跌倒，会对老年人造成伤害。

3. 对糖皮质激素、降血糖药物的反应 老年患者接受糖皮质激素治疗时发生出血、骨质疏松、白内障等不良反应的概率增加；应用胰岛素（尤其是长效胰岛素）及口服降糖药时，易致低血糖。

（二）老年人用药个体间差异大

同龄的老年人，药物起效剂量可相差数倍。造成个体差异大的原因包括遗传、各组织器官老化程度不同、基础疾病、药物相互作用、环境或心理等因素。

（三）老年人的药物不良反应增多、症状不典型、后果严重

老年人口服药量即使在治疗剂量范围内，药物不良反应的发生也会呈剂量相关性。老年患者使用典型抗精神病药物后，迟发性运动障碍的发生率比年轻人高3～5倍；茶碱的神经毒性和心脏毒性在老年人中更容易发生；非甾体抗炎药导致的胃溃疡在老年人中的发生率明显高于年轻患者。服用苯二氮䓬类镇静催眠药，随着应用的增加，用药后的次日清晨发生头晕、疲劳等症状较常见，使老年人跌倒的发生率增加，易导致股骨颈骨折。

第2节　老年人用药原则

一、老年人合理用药原则

多病共存、多药共用使得老年人成为药物不良反应的主要受害者。老年人合理用药应

遵循以下原则。

1. 5种药原则　药物不良反应的发生率与用药数量有很大的相关性，应控制用药数量，老年人记忆力下降，服药品种多易造成多服、漏服、误服，所以建议同时用药不超过5种。治疗时注意选用具有兼顾治疗作用的药物，如高血压合并心绞痛的老年患者可以选用β受体阻滞剂或钙通道阻滞剂；治疗过程中若病情好转或达到疗程时应及时减量或停药。

2. 小剂量原则　通常60～80岁患者的用药量应为成人量的3/4～4/5，超过80岁患者的用药量为成人量的1/2。值得注意的是应根据药物类型尽量从小剂量开始用药。老年人首次用药可为成年人常用剂量的下限。小剂量原则还体现在维持量上。老年人的肝肾功能减退、白蛋白降低、脂肪组织增加，若用成年人剂量，可出现较高的血药浓度，使药物效应和不良反应均增加。要根据老年人的年龄、体重、肝肾等功能状态、临床表现、治疗反应等综合考虑用药剂量。

3. 择时原则　许多疾病的复发、加重与缓解都具有昼夜节律变化规律，如夜间容易发生变异型心绞痛、脑血栓，而类风湿性关节炎常于清晨出现关节僵硬等；药动学也有昼夜节律变化。因此，进行择时治疗时应按时间生物学和时间药理学的原则选择最合适的用药时间进行用药治疗，以达到提高疗效和减少不良反应的目的。例如降糖药格列喹酮、格列本脲在饭前半小时用药，二甲双胍应在饭后服用，阿卡波糖与食物一同嚼服。

4. 受益原则　老年人用药应有明确的适应证。即用药的受益/风险值大于1，只有当治疗益处大于风险时才考虑用药，有适应证但用药的受益/风险值小于1则不用药。应选择疗效确切而不良反应小的药物，例如，对于老年人的心律失常，如果既无器质性心脏病又无血流动力学障碍，长期使用抗心律失常药物可增加死亡率和导致新的心律失常，所以建议尽量不用或者少用抗心律失常药。

5. 暂停用药原则　老年人在用药期间一旦出现新的症状，如果考虑为药物不良反应，则应暂停用药。

二、推进老年人的合理用药

多重用药是指同时使用5种及以上药物（包括处方药、非处方药、中药、保健品），或所使用的药物没有确切的临床使用指征，或有指征但超大剂量使用。老年人多重用药普遍存在，多重用药使药物-疾病、药物-药物、药物-食物之间的相互作用增加。

推进合理用药的主要策略：①医务人员对患者进行的用药指导和培训。②医务人员的在职教育和继续教育。③药物信息（如临床文献，处方集，治疗手册，说明书等）可帮助进行适应证、禁忌证、药物相互作用、注射剂配伍禁忌、重复用药审查、不良反应预测、副作用和注意事项的提示及患者教育。④人际交流技巧（窗口咨询、研讨会、临床咨询、特别交谈、会议发言等）。⑤媒体运用（海报、广播、电视等）。

为老年患者开处方药物应注意以下问题。

（一）开处方前

1. 首先应明确诊断　医生在开具新的药品前，应明确患者的诊断、既往病史和用药史，从而判断是否有适应证支持增加新药，新增药物是否利大于弊。

2. 药物核查 包括既往药物治疗的适应证、用法、用量、疗程是否适当，是否发生药物不良反应（ADR）、有无药物-药物及药物-食物相互作用等，重点核查药物相互作用较多或易发生 ADR 的药物，如华法林、他汀类等。

3. 关注近期出现的新症状 如有新症状应首先考虑是否由 ADR 引起，药物减量、停药或更换相对安全的药物是最容易纠正的致不良反应因素。

（二）开处方时

1. 开处方药物时应确保患者及其家属掌握药物正确的用法、用量、服药疗程及注意事项等。

2. 选择药物时，需考虑以下因素。

（1）用药指征明确，疗效确切。

（2）尽量避免使用《中国老年人潜在不适当用药标准》中的药物，尤其是一些含有西药成分的中成药。

（3）了解复方制剂中的主要成分，避免重复用药。

（4）注意药物-药物、药物-食物、药物-保健品之间的相互作用。大部分药物通过细胞色素 P450（CYP450）酶代谢，尽管 CYP450 酶存在多种亚型，但约 90%的药物主要通过 6 种常见的亚型代谢，因此服用多种药物时会出现药物间相互竞争代谢酶的情况，表 5-2 列出了常见亚型的底物、诱导剂及抑制剂。药物与食物间的相互作用也应引起重视，两者的相互作用多发生在吸收环节，如蛋白质与左旋多巴、鞣酸与铁剂，也有一些食物会影响药物的代谢，如葡萄柚汁与硝苯地平，华法林与含维生素 K 丰富的食物。

表 5-2 常见不同 CYP450 酶亚型的底物、诱导剂和抑制剂

CYP450 酶亚型	底物	诱导剂	抑制剂
CYP3A4	氨氯地平、硝苯地平、非洛地平、地尔硫䓬、维拉帕米、华法林、辛伐他汀、阿托伐他汀、红霉素、克拉霉素、环孢素、卡马西平	苯巴比妥、苯妥英钠、卡马西平、利福平	胺碘酮、西咪替丁、红霉素、克拉霉素、环丙沙星、环孢素、地尔硫䓬、维拉帕米、异烟肼、酮康唑
CYP2C9	华法林、塞来昔布、双氯芬酸、氟伐他汀、苯妥英钠	—	胺碘酮、西咪替丁、异烟肼
CYP2C19	奥美拉唑、兰索拉唑、雷贝拉唑、泮托拉唑、氯吡格雷、苯巴比妥、苯妥英钠、阿米替林	苯妥英钠、卡马西平、利福平	酮康唑
CYP2D6	阿米替林、帕罗西汀、文拉法辛、曲马多、美托洛尔、普罗帕酮、美西律	—	胺碘酮、西咪替丁、氟西汀、帕罗西汀、地尔硫䓬

注：诱导剂降低底物的药效，抑制剂增强底物的药效。可能增加底物的不良反应。

（5）选择能够提高老年人用药依从性的药物，如给药次数尽量一天一次，给药方法尽量简单。

（6）需考虑患者经济状况。

（7）避免一次性使用多种药物，以免出现不良反应时难以分析出是由哪种药物所致。

（8）由于老年患者肝肾功能普遍降低，医生应熟悉常见的需根据肝肾功能调整剂量的药物。对肾功能不全的患者，药物的使用需根据肌酐清除率调整剂量甚至避免使用，常见药物包括万古霉素、氨基糖苷类抗生素、复方磺胺甲噁唑、呋喃妥因、别嘌醇、地高辛、二甲双胍、西格列汀等。若患者存在肝功能不全的情况，卡马西平、美西律、普罗帕酮、对乙酰氨基酚等药应减量使用。

（9）避免用一种药物去治疗另一种药物引起的不良反应。

（三）开处方后

1. 定期对患者的药物治疗情况进行随访评估，包括评估治疗效果及不良反应，告知患者按时进行复诊，复诊时携带用药记录及正在使用的药物的药盒，应告知首诊的患者如何记录用药（表 5-3）。

表 5-3 用药记录单

姓名： 年龄： 慢性病诊断：

药品名称	每次剂量	每日次数	开始日期	停用日期	备注

2. 对于新增的危险系数较高的药物，应告知患者可能出现哪些严重的不良反应，若出现应及时就医。

第 3 节 老年人安全用药护理

一、老年人用药情况评估

老年人在用药过程中，容易在多个环节出现问题，药师及护士应协助医生一起定期启动老年人用药方案的评估，及时调整方案以发挥药物的最大疗效，避免不合理用药。

1. 抓住减药时机

（1）可在医疗转诊时进行药物核查。

（2）每年或半年一次的药物核查。

（3）使用新药治疗时核查现用药物。

（4）对新发问题或主诉的描述和鉴别（判断是否与药物有关）。

2. 出现以下情况时需停止用药

（1）疗效差或无效，出现较严重的药物不良反应。

（2）没有用药指征。

（3）同时服用作用机制相同的几种药物。

3. 计划、沟通与合作 应与患者、照料者及相关医务工作者进行用药注意事项的充分沟通。

目前国际上有几种老年人合理用药的辅助工具，如比尔斯（Beers）标准、老年人不恰当处方工具（IPET）、老年人潜在不恰当处方筛选工具（SOPP）等。Beers标准是由美国老年医学会、临床药理学及精神药理学专家等形成的专家共识，判断老年患者潜在不适当用药的标准。2019年最新版的Beers标准发布。我国也发布了中国老年人潜在不适当用药目录，见附录。

二、老年人安全用药指导

1. 严格遵医嘱用药 注意服药时间和服药间隔，坚持按时按量服药。须在医护人员的指导下调整药物剂量或方案，不得擅自增、减药量或停药，不随意混用某些药物等。

2. 尽量不用或少用药 能用非药物方式缓解症状或痛苦时，不用药物。

3. 不滥用滋补药、保健药、抗衰老药和维生素 通过合理的饮食、乐观的心态、适宜的运动和良好的生活习惯即可延年益寿，不可盲目服用或过度服用滋补药、保健药等，以免适得其反。

4. 服药技巧 服用药片较多时，应分次吞服，以免发生误咽。药物刺激性大或异味较重时，可将其溶于水，用吸管饮服，用后可饮果汁，以减轻不适感。

三、提高老年人用药依从性

（一）重视健康教育，改进健康教育方法

医生、护士、药师耐心讲解疾病相关知识、所服药物的作用、服药方法及不良反应；建议老年患者记用药笔记，服药后立即记上服药时间、方法；也可将老年患者所服药物放置于专用药盒内，盒子可设置不同颜色的药格，每个药格注明服药时间，并将药格放于醒目的位置；还可设置闹钟提醒。针对文化程度低的老年患者，医护人员所用语言应通俗易懂，形式多样，可自制易理解的图片、简单服药提示卡发放给老年患者，并反复宣教相关疾病知识、药物的作用及副作用、服药方法及时间，提高患者的自我管理能力，提高服药依从性。

（二）开处方时充分考虑经济原则

老年患者大多患有多种慢性病，病程长，需要长期服药。经济收入低的家庭往往无力承担老年人长期服药的费用。医生在制订治疗计划时，应耐心倾听老年患者的治疗意愿，注意老年患者对治疗费用的关注，考虑老年患者的经济实力，选择疗效明确且价格相对低廉的药物，使患者在承受能力下可根据医嘱长期坚持治疗，从而提高老年患者长期服药的依从性。

（三）寻求家庭与社会支持

家庭与社会支持可使老年患者更快适应角色，医护人员应注意鼓励老年患者调整自己与家庭成员的关系，促进老年患者与家庭成员的沟通理解。在社会支持方面，应加强宣传教育，大力提倡健康老龄化，健全社会保障。和谐的家庭生活及良好的社会支持系统可提高老年患者服药依从性。

（四）心理护理

医护人员作为聆听者，可通过聆听，了解患者对疾病及所用药物的认知程度，帮助老年患者为治疗疾病做好心理准备，提高服药的依从性；医护人员作为保护者，应关心、尊重老年患者，鼓励老年患者正确对待疾病，配合治疗，提高服药依从性；医护人员作为协调者，应建立与老年患者家属的有效沟通，提高老年患者服药依从性。

四、老年人药物不良反应的观察

老年人用药后出现的常见不良反应有：

（1）药物中毒反应：胃肠道反应，如恶心、呕吐、腹泻、黄疸等；中枢神经系统反应，如头晕、耳鸣、听力下降等；心血管反应，如血压下降、心动过速、心律不齐等。

（2）精神症状：老年人中枢神经系统对某些药物敏感性增高，可引起焦虑、抑郁、精神错乱和痴呆等精神症状。

（3）使用降压药易导致直立性低血压而发生跌倒。

（4）耳毒性：由于内耳毛细胞数目减少，老年人听力有所下降，容易受到药物的影响，进一步产生前庭症状和听力下降，主要表现为听神经损害、前庭损害和耳蜗损害。

（5）尿潴留：老年人使用具有副交感神经阻滞作用的三环类抗抑郁药和抗帕金森病药时可引起尿潴留，尤其是伴有前列腺增生及膀胱颈纤维病变的老年人。

（6）服用抗凝药时，易自发性出血，应指导老年人密切注意在刷牙、排大便时有无出血情况。

（7）变态反应，如皮疹、皮肤发炎、发热、血管神经性水肿等，严重者可发生过敏性休克。指导老年人及家属及时发现伴随用药而出现的皮疹、皮肤发炎、发热。

（8）反向作用，即用药后出现与用药治疗效果相反的特殊不良反应。

老年人的药物不良反应表现形式比较特殊，除以上症状外，易出现的是老年病五联症——精神异常、跌倒、大小便失禁、不思活动、生活能力丧失。极易导致误诊和漏诊，故用药后需细心观察，一旦出现不良反应时宜及时遵循暂停用药原则并及时就诊遵医嘱处理。

（梁凯琴　曾志羽）

第六章　老年人日常照护指导

第1节　饮食照护

一、进　　食

案例 6-1

张奶奶，丧偶，74岁，患糖尿病20年，近期出现了视物模糊的现象，生活基本不能自理，无法独立进食，需要照护人员喂食。既往进食时，张奶奶有过呛咳和被食物烫到等现象，故每次照护人员喂食时，张奶奶会担心、紧张，害怕进食。又到早饭时间，照护人员小李需要帮助张奶奶进食青菜粥。

问题：在照护张奶奶进食过程中照护人员小李需要注意哪些方面?

老年人进食较普通成年人有很大区别，从食物的软硬、口味和吞咽、咀嚼及消化的能力来说都不同于一般成年人，为保证老年人的营养和热量，保证其顺畅、安全进食，应由照护人员加以照护。

（一）老年人饮食种类

一般把老年人饮食分为基本饮食、治疗饮食和试验饮食三种。根据老年人咀嚼、消化能力及身体需要，又将基本饮食分为普通饮食、软质饮食、半流质饮食、流质饮食四类。

（1）普通饮食：适用于不需要特殊饮食的老年人。老年人可根据自己的喜好，选择可口、容易消化且营养素均衡的食物。对于无咀嚼能力和不能吞咽大块食物的老年人，可将普通饮食加工捣碎后食用。

（2）软质饮食：适用牙齿有缺失、消化不良、低热、疾病恢复期的老年人。食物要以软烂为主，如软米饭、面条。菜肉应切碎煮烂，容易咀嚼消化。

（3）半流质饮食：适用于咀嚼能力较差和吞咽困难的老年人。食物呈半流质状态，如米粥、面条、馄饨、蛋羹、豆腐脑等。此类饮食无刺激性，纤维素含量少且营养丰富。

（4）流质饮食：适用于进食困难或采用鼻饲管喂食时的老年人。食物呈流质状态，如奶类、豆浆、藕粉、米汤、果汁、菜汁等。此种饮食因所含热量及营养素不足，故不能长期食用。

治疗饮食是在基本饮食的基础上，为高血压、高血脂、冠心病、糖尿病、痛风的患者而设，其营养素的搭配，因病种的不同而各有特点和要求，如高蛋白饮食、低蛋白饮食、高热量饮食、低脂肪饮食、低胆固醇饮食、低盐饮食、少渣饮食等。试验饮食是为配合临床检验而设的饮食，如大便隐血试验等。

（二）老年人进食要点

1. 进食的总量　老年人每天进食量应根据上午、下午、晚上的活动量均衡地分配。主食宜“粗”不宜“细”，老年人每日进食谷类之余适当地增加粗粮的比例。每日由蛋白质供给的热量应占总热量的13%～15%，可按每千克体重1.0～1.5g供给。脂肪供给的热量控制在20%～25%，每日用烹调油20g左右，而且应以植物油为主。

2. 进食的速度　老年人进食速度宜慢，有利于食物的消化和吸收，同时预防在进食过程中发生呛咳或噎食。

3. 进食的温度　老年人进食的温度以温热不烫嘴为宜。这是因为老年人唾液分泌减少，口腔黏膜抵抗力低，因此不宜进食过热的食物，同时也不宜进食过冷的食物，凉的食物容易伤脾胃，影响食物消化、吸收。

4. 进食的时间　根据老年人生活习惯，合理安排进餐时间。一般早餐时间为上午6～7时，午餐时间为中午11～12时，晚餐时间为下午5～7时。为了适应其肝糖原储备减少及消化吸收能力降低等特点，可适当在晨起、餐间或睡前补充些糕点、牛奶、饮料等。总体原则是少食多餐，有利于消化吸收，减轻消化系统的压力。

（三）识别异常情况并及时报告

1. 在进食过程中，老年人原有病情加重或突发其他意外时，应立即停止进食，进行紧急处理。

2. 进食后老年人自觉不适，指导老年人不要立即平卧，休息片刻后再卧床，以免食物反流。

3. 发生呛咳时，应立即停止喂食喂水，轻拍背部，休息片刻。

4. 发生鱼刺误食有异物感时，应立即送往医院就诊。

（四）操作步骤

1. 操作前

（1）评估与沟通

1）评估：①评估环境，环境清洁、整齐、明亮、舒适，适合进餐。②评估老年人，病情、吞咽反射情况。③评估食物，食物种类、软硬度、温度符合老年人的饮食习惯。

2）沟通：向老年人说明进食时间和本次进餐食物，询问有无特殊要求。照护人员向老年人解释操作的目的、进食时需要配合的动作等，取得老年人的配合。

（2）准备

1）老年人准备：询问老年人进食前是否需要大小便，根据需要协助其排便，协助老年人洗净双手，必要时餐前服药，带上义齿。

2）物品准备：餐具，根据需要准备轮椅或床上支架（或过床桌），靠垫、枕头、毛巾等。

2. 操作中

（1）再次沟通。

（2）摆放体位：根据老年人自理程度及病情采取适宜的进食体位（如轮椅坐位、床上坐位、半坐位、侧坐位等）。为老年人带上围裙或将毛巾垫在老年人颌下及胸前部位。

（3）协助进餐：在老年人颌下及胸前围垫上毛巾，照护人员应将已准备好的食物盛入老年人的餐具中并摆放在餐桌上，确认食物温度，以温热不烫为宜。

1）鼓励能够自行进餐的老年人自行进餐。指导老年人上身坐直并稍向前倾，头稍向下垂，叮嘱老年人进餐时细嚼慢咽，不要边进食边讲话，以免发生呛咳。

2）对于不能自行进餐的老年人，由照护人员喂饭。先用手触及碗壁感受并估计食物温热程度，以汤匙喂食时，每次喂食食物量以汤匙的 1/3 为宜，缓慢喂食，看到老年人完全咽下后再喂下一口。

3）对于咀嚼或吞咽困难的老年人，可将食物打碎成糊状，再协助进食。老年人进食过程中如发生呛咳、噎食等现象，应立即急救处理，并通知医生。

4）对于有视力障碍但能自己进食的老年人，照护人员将盛装温热食物的餐碗放入老年人的手中（确认食物的位置），再将汤匙递到老年人手中，告知其食物的种类，叮嘱老年人缓慢进食。如老年人要求自己进食，可按时钟平面图放置食物，有利于老年人按顺序取食。

3. 操作后 进餐后照护人员要协助老年人漱口，洗手，适时取下义齿，整理用物和床单位。使用流动水清洁餐具，必要时进行消毒。根据老年人病情需要记录饮食量。叮嘱老年人进餐后不能立即平卧，30 分钟后再卧床休息。

4. 注意事项

（1）喂饭前应充分了解老年人日常进餐情况。

（2）食物温度适宜，食物温度太高，会发生烫伤；温度太低，会引起胃部不适。

（3）应先剔除食物中的骨头、鱼刺。固体、流质食物应交替喂食。不宜喂食圆形、过于光滑或有黏性的食物。对有吞咽障碍的老年人，应将食物打成糊状。

（4）进食过程中应观察老年人咀嚼吞咽能力、进食量、进食时间等，发现异常及时处理并通知上级医护人员。

（5）老年人进餐后不宜立即平卧，以防食物反流。

二、鼻　饲

案例 6-2

王大爷，76 岁。4 年前被诊断为小脑萎缩，长期处于卧床状态，生活完全不能自理，不能自主吞咽，需要照护人员将食物、药物粉碎调理成流质状，经鼻饲管帮助进食、进饮、进药。又到午餐时刻，照护人员小王需要通过鼻胃管帮助王大爷进食混合奶 150ml。

问题：照护人员小王在对王大爷进行鼻饲时需要注意哪些方面？

老年人经常同时患有多种慢性病，对某些种类的食物和营养素的摄入有较为严格的要求；另外由于吞咽咀嚼功能减退，或是由于疾病原因导致不能经口腔进食时，则需要鼻饲。

（一）常用鼻饲饮食

1. 鼻饲　是指对不能经口进食者，将胃管自一侧鼻腔插入胃内，灌入流质饮食、水和药物的方法。其目的是为昏迷不能经口进食的患者提供食物、药物，以满足营养和治疗的需要。由护士给予鼻胃管插入，照护人员进行管喂饮食。

2. 常用鼻饲饮食种类　根据老年人的消化能力、身体需要，可将鼻饲饮食种类分为混合奶、匀浆混合奶和要素饮食三类。

（1）混合奶：是用于鼻饲的流质食物，适用于身体虚弱，消化功能差的鼻饲老年人。其主要成分有：牛奶、豆浆、鸡蛋、藕粉、米粉、豆粉、浓肉汤、鸡汤、奶粉、新鲜果汁、菜汁（如青菜汁、西红柿汁）等。主要特点：营养丰富，易消化、吸收。

（2）匀浆混合奶：适用于消化功能好的鼻饲老年人。匀浆混合奶是将混合食物（正常膳食）用电动搅拌机进行搅拌打碎成均匀的混合浆液，其主要成分有：牛奶、豆浆、豆腐、煮鸡蛋、瘦肉末、熟肝、煮蔬菜、烂饭、粥、去皮馒头、植物油、白糖和盐等。主要特点：营养平衡，富含膳食纤维，口感好、易消化、配置方便。

（3）要素饮食：是一种简练精制食物，含有人体所需的易于消化吸收的营养成分，适用于患有非感染性严重腹泻、消化吸收不良、慢性消耗性疾病的老年人。其主要成分包含必需氨基酸、单糖、必需脂肪酸、维生素、矿物质等。主要特点：无须经过消化过程即可直接被肠道吸收和利用，为人体提供热能及营养。

（二）鼻饲喂养前的观察

照护人员每次经胃管灌入食物前，应查看胃管固定情况，插入的长度是否与鼻饲管标记的长度一致，如鼻饲管脱出应由护士重新留置胃管。同时还应检查鼻饲饮食种类、量，保证食物新鲜无污染。

（三）操作步骤

1. 操作前

（1）评估与沟通：①评估环境，清洁、安静、舒适、安全、光线充足，适合操作。②评估老年人，评估老年人的意识状态、自理能力及身体状况，鼻饲饮食种类，鼻饲饮食时有无腹泻、便秘的情况等。③沟通，对于能够有效沟通的老年人，照护人员应询问老年人床号、姓名，并向老年人讲解鼻饲的饮食种类和量，以取得老年人的配合。

（2）准备

1）老年人准备：取舒适卧位（半坐位或右侧卧位），戴眼镜或有义齿者取下，妥善放置。

2）物品准备：灌注器（或注射器）、毛巾、鼻饲饮食、温水、别针、皮筋或小线、纱布、水杯（小碗）。

2. 操作中

（1）再次沟通。

（2）摆放体位：根据老年人身体情况，协助其摆放舒适的体位。

1）对于上半身功能较好的老年人，照护人员应协助老年人采用坐位或半坐位；对于平卧的老年人，照护人员应将床头摇高或使用软枕垫起，使之与床水平线成30°。

2）在老年人的颌下垫毛巾或治疗巾。

（3）检查鼻饲管：为确保老年人鼻饲饮食安全，每次鼻饲饮食前必须进行以下检查。

1）检查鼻饲管状态。首先应检查鼻饲管固定是否完好，插入的长度是否与鼻饲管标记的长度一致，如发现有管路滑脱，应立即处理。

2）检查鼻饲管是否在胃内。有三种方法，一是使用听诊器在脐上方听诊，如果听到气过水声说明胃管在胃内。二是回抽，如果能够从胃管里面抽出胃液说明胃管在胃里。三是将胃管放在一个治疗碗里。如果治疗碗里的水没有气泡冒出，那证明胃管在胃内，如果治疗碗的水中有气泡冒出，说明胃管插到了气管里。

（4）进行鼻饲：测试鼻饲饮食的温度，照护人员应将鼻饲饮食少量滴在自己的手腕部，以感觉温热、不烫手为宜。用灌注器从水杯中抽取20ml温开水，连接胃管，缓慢灌注，速度以10ml/min为宜。灌注后立即盖好胃管盖帽，再次抽吸鼻饲饮食，同法至鼻饲饮食全部推注，每次鼻饲量不应超过200ml，推注时间以15～20分钟为宜，两次鼻饲间隔时间不少于2小时。

（5）鼻饲饮食完毕，用灌注器抽取20ml温开水缓慢注入，冲净胃管内壁食物残渣，防止食物残渣堵塞鼻饲管，盖好鼻饲管盖帽。

3. 操作后 取下患者胸前毛巾擦净其面颊部，并保持原卧式体位30～60分钟；整理床单位。清洗用物，将灌注器在流动水下清洗干净，注射器、灌注器用开水浸泡消毒后放入碗内，上面覆盖纱布备用。灌注器更换频率为1次/周，预防消化道疾病发生，准确记录鼻饲时间和鼻饲量。重点观察老年人鼻饲后有无腹胀、腹泻等不适症状并记录。

4. 注意事项

（1）对于不能进行有效沟通的老年人，应认真核对老年人的房间号、床号、床头卡姓名、鼻饲饮食种类。

（2）鼻饲饮食温度一般为38～40℃，不可过高或过低。

（3）对长期鼻饲的老年人，每日晨、晚间应做口腔护理，保持口腔清洁。随时清理鼻腔，保持通畅。

（4）老年人鼻饲过程中，若出现恶心、呕吐等情况，应立即停止鼻饲，并立即通知医生并及时采取急救措施。

（5）为防止鼻饲管堵塞，鼻饲药物时，应将药物研碎，溶解后再灌入。缓释片和控释片研碎后失去药效，应注意及时遵医嘱更换药物。

（6）鼻饲饮食应现用现配，未用完的鼻饲饮食放冰箱保存，24小时内用完，禁止鼻饲变质或疑似变质的食物。

（7）回抽胃液时，发现胃液中有红色、咖啡色等异常颜色，应停止鼻饲，立即通知医生。

（8）每次鼻饲量不应超过200ml，两餐间隔时间不少于2小时。

（9）注射器、灌注器使用后要及时清洗，保持干净。

第2节　清洁卫生照护

清洁是人类最基本的生理需要之一，清洁的环境和身体，不仅可以使人感觉舒适，改善自我形象，提升自信和自尊，还可以起到预防疾病的目的。本节主要介绍有关居室卫生清洁及协助老年人做好基本身体清洁的知识，使被照护的老年人身心舒适，减少疾病的发生。

一、为老年人整理和更换床单

案例　6-3

李爷爷，85岁，失能老人，6年前诊断有高血压，既往血压波动在140～180mmHg/90～110mmHg，既往因脑出血导致偏瘫，一侧肢体不能自主运动，大小便失禁。今日查房发现李爷爷尿湿了裤子和床单，为了给老人创造干净整洁的环境让老人感觉舒适，照护人员需要为李爷爷更换衣服、床单。

问题：在给李爷爷更换床单和衣物过程中有哪些注意事项？

居室环境整洁，可以减少老年人疾病的发生。床单位是老年人生活休息的必备生活单位，为老年人整理更换床单位，创造清洁、舒适的居室环境是老年照护人员的职责之一。

（一）清扫整理床单位的要求

老年人每日晨起、午睡后，照护人员要进行床单位的清扫整理。床铺表面要求做到：平整、干燥、无渣屑。扫床时，床刷要套上刷套（刷套需浸泡过500mg/L浓度的含氯消毒液，以挤不出水为宜）进行清扫，一床一套，不可混用。对于卧床的老年人，照护人员还应注意在三餐后、晚睡前进行床单位的清扫整理，避免食物的残渣掉落床上，造成老年人卧位不适甚至引发压力性损伤。

（二）更换被服的要求

1. 一般情况每周应为老年人更换被服（包括被罩、床单、枕套）。
2. 当被服被尿、便、呕吐物、汗液等污染、打湿，应立即更换。
3. 老年人的被褥应经常拿到室外晾晒。

（三）操作步骤

1. 操作前

（1）评估：评估老年人的意识状态及自理能力。

（2）准备

1）照护人员准备：着装整洁、戴口罩。

2）环境准备：室内安静。

3）物品准备：扫床车 1 辆、床刷 1 把、一次性床刷套。

2. 操作中

（1）折叠棉被：将棉被折叠成方块状，枕头放于棉被上，一同置于床旁椅上。

（2）整理床单：按先床头后床尾的顺序，先将床头部位床单反折于床褥下压紧，再将床尾部床单拉平，反折于床褥下。

（3）准备床刷：将床刷套套在床刷外面。

（4）清扫床单：从床头纵向扫床至床尾，每一刷要重叠上一刷的 1/3，避免遗漏。

3. 操作后 整理用物：撤下床刷套，将枕头放于床头，棉被放于床尾，洗手，记录。

4. 注意事项

（1）照护人员扫床需要戴口罩。

（2）床刷套在使用时每床一个，不可重复使用。

二、协助穿（脱）衣

案例 6-4

陈爷爷，80 岁，失能老人，既往史：脑梗死后遗症左侧肢体偏瘫卧床多年，左手屈曲，无法伸直，左足也不能弯曲，口齿不清。今日查房，照护人员为老人翻身时发现尿湿了裤子，照护人员需根据老人的肢体情况为其更换衣物。

问题：在给陈爷爷更换衣物时有哪些注意事项？

老年人身体由于脊柱弯曲、关节硬化等生理变化，身体各部位长度变短，活动范围减少，甚至出现活动受限。老年人的体质和年轻人差别也较大，所以老年人的着装更要注意，正确地为老年人选择合适的衣着，及时为老年人更衣对于提升老年人的舒适度、提升自信、改善健康有着很大的帮助。照护人员需掌握老年人穿着应具有实用、舒适、整洁、美观四个特点，为老年人合理选择及搭配衣物等相关知识，协助老年人更换开襟衣服、穿脱套头上衣、更换裤子等。

（一）帮助老年人更衣的重要性及要求

老年人着装不仅要美观、保暖，更要舒适、健康。有些老年人由于年高体弱，自理程度下降，需要照护人员协助穿脱衣裤；掌握快捷适宜的穿脱方法，可避免老年人受凉，同时减轻护理劳动强度。老年人选择合适的服装，不仅感觉舒适，还会对健康大有益处。老年人穿着应具有实用、舒适、整洁、美观四个特点。

1. 实用 衣着有保暖防寒的作用。老年人对外界环境的适应能力较差，许多老年人冬季畏寒、夏季畏热。因此，老年人在穿着上首先要考虑冬装求保暖，夏装能消暑。

2. 舒适　穿着应力求宽松舒适，柔软轻便，利于活动。在面料选择上纯棉制品四季适宜。夏季，真丝、棉麻服装凉爽透气。

3. 整洁　衣着整洁不仅使老年人神采奕奕，也有利于身体健康。内衣及夏季衣服更应常换常洗。

4. 美观　根据老年人自身文化素养、品味选择适宜的老年人服装。款式上以简洁明快、方便穿着为主。

（二）老年人衣物的选择及搭配

1. 老年人适宜的袜子　老年人应选择棉质的松口袜子。袜口过紧会导致血液回流不好，出现肿胀不适。袜子应勤换洗，以利于足部健康。

2. 老年人适宜的鞋　老年人应选择具有排汗、减震、安全、轻巧、舒适等特点的鞋，大小要合适。日常行走可选择布底鞋，运动时最好选择鞋底硬度适中的运动鞋，少穿拖鞋。

（三）操作步骤

1. 操作前

（1）评估与沟通

1）评估：①评估环境，光线充足，关闭门窗、拉好窗帘，冬季调节室温至24～26℃。②评估老年人，照护人员应评估老年人的意识状态、身体状况、受压局部皮肤和会阴部皮肤情况等。

2）沟通：对于能够进行有效沟通的老年人，照护人员应询问老年人床号、姓名，并向老年人解释操作目的和方法，以取得老年人的配合。对于不能进行有效沟通或低效型沟通的老年人，应主动核对老年人相关信息，耐心解释，用心观察不适反应。

（2）准备

1）老年人准备：如病情允许，优先安置老年人采取坐位，其次为卧位。

2）物品准备：清洁的开襟上衣或套头上衣、裤子，如有需要可酌情备脸盆（盛温水）、毛巾、护肤油。

3）护理人员准备：服装整洁，洗手。

2. 操作中

（1）沟通：照护人员耐心向老年人解释操作的目的、更衣时注意事项，再次说明配合的动作、注意事项等，取得老年人的配合。

（2）清洗局部皮肤：清洗被尿液浸湿的皮肤，擦干，抹护肤油。

（3）更换开襟上衣：解衣，侧卧。掀开盖被，解开上衣纽扣。翻身时，照护人员一手扶住老年人肩部，另一手扶住髋部，协助老年人翻身侧卧，此过程中，要注意老年人的安全。①协助翻身，照护人员脱去一侧衣袖，遇老年人一侧肢体不灵活时，应卧于健侧，患侧在上。②脱旧穿新，照护人员取清洁开襟上衣，先穿好一侧（患侧）的衣袖，操作轻柔快捷，避免老年人受凉。其余部分（清洁及被更换的上衣）平整地掖于老年人身下，协助老年人取平卧位，从老年人身下拉出清洁及被更换的上衣，脱下被更换的上衣，穿着整齐。

穿好清洁上衣另一侧衣袖（健侧），整理、拉平衣服，扣好纽扣，盖好被子，整理床铺。

（4）更换套头上衣：如病情允许可协助老年人取坐位。

1）脱衣：套头上衣的下端向上拉至胸部，从背后向前脱下衣身部分，一手扶住老年人肩部，一手拉住近侧袖口，脱下一侧衣袖，同法脱下另一侧衣袖。老年人一侧肢体不灵活时，应先脱健侧，后脱患侧。

2）穿衣：

a. 辨别上衣前后面。

b. 照护人员一手从衣袖口处伸入至衣身开口处，握住老年人手腕，将衣袖套入老年人手臂，同法穿好另一侧。老年人一侧肢体不灵活时，应先穿患侧，后穿健侧。

c. 握住衣身背部的下开口至领口部分，套入老年人头部，操作轻柔快捷，避免老年人受凉。

（5）更换裤子

1）体位：协助老年人取坐位或平卧位。

2）脱下裤子

a. 为老年人松开裤带、裤扣。

b. 协助老年人身体右倾，将裤子左侧部分向下拉至臀下。老年人一侧肢体不灵活时，应先脱健侧，后脱患侧。

c. 协助老年人身体左倾，将裤子右侧部分向下拉至臀下。

d. 照护人员两手分别拉住老年人两侧裤腰部分向下退至膝部，抬起一侧下肢，退去一侧裤腿，同样方法，退去另一侧。

3）更换裤子

a. 取清洁裤子辨别正反面，照护人员左手从裤管口套入至裤腰开口，轻握老年人脚踝，右手将裤管向老年人大腿方向提拉。同样方法穿上另一条裤管。老年人一侧肢体不灵活时，应先穿患侧，后穿健侧。

b. 照护人员两手分别拉住两侧裤腰部分向上提拉至老年人臀部，协助老年人身体左倾，将右侧裤腰部分向上拉至腰部，再协助老年人身体右倾，将裤子左侧部分向上拉至腰部，系好裤带、裤扣。

3. 操作后 协助老年人盖好被子，整理床单位，洗手，记录。

4. 注意事项

（1）协助穿（脱）衣应根据老年人身体状况采取坐式体位或卧式体位。

（2）遇老年人一侧肢体不灵活时，应卧于健侧，患侧在上。

（3）保持动作轻柔，防止拉伤肢体。翻身时注意安全，必要时拉上防护栏。

（4）完成后应根据实际情况为老年人盖好被子，避免着凉，清理用物。

三、头发清洁与梳理

案例 6-5

周奶奶，70 岁，既往有高血压、糖尿病病史，因为高血压、脑梗死后遗症导致右侧肢体偏瘫卧床多年，自己能够在床上翻身，精神不佳。今日查房，老人口述头皮出现发痒，头发油腻，照护人员需要改善老人的头发清洁情况，去除头发污垢和异味，促进头部血液循环，预防感染，于是采取措施为老人床上洗头。

问题：在给周奶奶床上洗头时有哪些注意事项？

保持头发整洁美观是个体日常卫生的一项重要内容。定期清洗头发以及经常梳理头发，可以有效地清除头皮屑及污垢，保持良好的个人形象，使心情愉悦；同时，经常梳理按摩头皮还可以促进头部血液循环，增加上皮细胞营养，促进头发生长，预防感染。

（一）正确的梳头方法

正确的梳头方法是指根据头发的长短、卷曲、受损程度选择适宜的梳发方法和梳发工具。梳头动作应轻柔，要顺着头发生长方向分别从头顶和两侧开始，自额头发际梳至颈后发根处，力度要适中，梳发时可边梳边做按摩，以促进头皮的血液循环。

（二）正确的按摩头皮方法

头皮上有很多穴位，经常按摩头皮可以疏经活络、松弛神经、消除疲劳、延年益寿。按摩时分开五指，用指腹对头皮进行按揉，顺序应从前额到头顶，再到枕部，反复按揉，直至头皮发热。

（三）头发清洁的重要性

1. 晨间梳洗　可以去除头皮屑，使头发整齐、清洁，减少感染机会。边梳理头发边按摩头皮，不仅刺激头部血液循环，促进头发的生长和代谢，还可以醒脑提神，减缓大脑衰退、增强记忆力。良好的发型及形象可以维护老人的自尊和自信。

2. 洗发　定期为老年人洗发，不仅可以保证老年人头发的整洁美观，减少感染，消除头部痒感、促进舒适，提高老年人的自尊和自信，促进身心健康，预防和灭除虱子，同时，还可以建立良好的照护关系。

（四）头发清洁要求

1. 晨间梳洗　老年人可以在每天早晨起床和晚上睡觉前各梳发一次，每次 5～10 分钟。其顺序是：从额头往脑后梳 2～3 分钟，从左鬓往右鬓梳 1～2 分钟，再从右鬓往左鬓梳 1～2 分钟，最后低下头从枕部发根处往前梳 1～2 分钟，以头皮有热胀感为止。

2. 洗发　油性发质的老年人在春秋季可以每 2～3 天洗发一次，夏季每 1～2 天洗发一次，冬季可以每周洗发一次，干性发质的老年人在夏季可以每 4～5 天洗发一次，在秋冬季可以每 7～10 天洗发一次，注意控制水温在 40～50℃。

（五）头发清洁的观察要点

照护人员在为老年人洗发时应注意观察老年人头发的分布、浓密程度、长度、脆性及韧性、干湿度、卫生情况、光泽度、颜色、有无虱子等；观察周围皮肤是否干燥，有无鳞片、伤口或皮疹、皮肤擦伤和表皮脱落等。

（六）为老年人坐位洗头

1. 操作前

（1）准备

1）照护人员准备：着装整洁，洗手。

2）老年人准备：协助老年人坐在椅子上。

3）环境准备：关闭门窗，冬季调节室温22～26℃。

4）用物准备：毛巾1条、洗发液1瓶、梳子1把、脸盆1个、暖瓶1只、水壶1个（盛装40～45℃温水）、方凳1个。必要时备吹风机1个，注意调节室温和水温，防止老年人着凉。

（2）沟通：向老年人解释操作目的及注意事项，取得老年人配合。

2. 操作中

（1）摆放体位：协助老年人取坐位，毛巾围于颈肩上，在老年人面前摆上方凳，方凳上放置脸盆，并嘱老年人双手扶稳盆沿，低头闭眼，头部位于脸盆上方。

（2）协助洗头：照护人员用水壶缓慢倾倒温水浸湿老年人头发。将洗发液倒在掌心揉搓至有泡沫后，涂于老年人头发上，用双手十指指腹揉搓头发、按摩头皮（力量适中，由发际向头顶部揉搓），注意观察并询问老年人有无不适。

（3）清洗头发：照护人员一手持水壶缓慢倾倒温水，一手揉搓头发至洗发液全部冲净，至少3次冲洗头发上的泡沫直至干净。

（4）擦干头发：取颈肩部毛巾擦干头发及面部，必要时用吹风机吹干头发。协助老年人将头发梳理整齐。

3. 操作后 协助老年人上床休息，清理用物，洗手，记录。

4. 注意事项

（1）洗发过程中随时观察并询问老年人状态，遇到情况及时处理。

（2）操作时动作轻快，减少老年人不适和疲劳。

（3）及时擦干头发，防止老年人着凉。

（七）为老年人床上洗头

1. 操作前

（1）准备

1）照护人员准备：着装整洁，洗手。

2）老年人准备：协助老年人平卧于床上。

3）环境准备：关闭门窗，冬季调节室温22～26℃。

4）用物准备：洗头器1个、毛巾1条、洗发液1瓶、梳子1把、暖瓶1只、棉球2个、纱布1块、水壶1个（盛装40～45℃温水）、污水桶1只。必要时备吹风机1个。

（2）评估和解释

1）评估：评估老年人身体状况、疾病情况，是否适宜床上洗头。

2）解释：向老年人解释操作目的，取得老年人配合，询问老年人是否需要便器。

2. 操作中

（1）放置洗头器：撤去枕头，在老年人颈肩部围上毛巾，头下放置简易洗头器，洗头器排水管置于污水桶中。

（2）床上洗头：将棉球塞于老年人耳朵上，防止洗发过程中水流入耳内，提醒老年人闭眼；用纱布盖于老年人眼睛上，防止水溅入眼内，用水壶缓慢倾倒温水润湿老年人头发，将洗发液倒于手掌中揉搓至有泡沫后，将洗发液涂于老年人头发上，双手十指指腹揉搓头发、按摩头皮（力量适中，由发际向头顶部揉搓）。随时观察并询问老年人有无不适。

（3）清洗头发：一手持水壶缓慢倾倒温水，一手揉搓头发至洗发液全部冲净。至少 3 次冲洗头发上的泡沫直至干净。

（4）擦干头发：取颈肩部毛巾包裹头部，撤去简易洗头器。擦干面部及头发，取出棉球；将枕头垫于老年人头下。根据实际需要可将吹风机调至最低档，吹干头发并梳理整齐。

3. 操作后　协助老年人取舒适卧位，整理床铺，清理用物，记录。

4. 注意事项

（1）注意调节室温和水温，防止老年人着凉。

（2）洗发过程中随时观察并询问老年人有无不适，遇到问题及时处理。防止洗发过程中水流入眼、耳内或打湿被服，如果打湿应及时更换。操作时动作要轻快，以减少老年人不适和疲劳感。

（3）及时擦干头发，防止老年人着凉。

（八）梳头

1. 操作前准备　用物准备：毛巾、梳子、纸巾等物品。

2. 操作步骤

（1）坐式梳头

1）帮助老年人采取坐位坐稳，将毛巾围于其肩部。

2）一只手压住老年人头发根部，另一只手梳理头发至整齐。头发较长的老年人，可一只手握住头发中段，分段梳理，再从发根梳至发梢。

（2）卧式梳头

1）托住老年人头部，将毛巾铺于枕巾和头部之间。

2）帮助老年人将头部偏向一侧，按坐式梳头方法，先梳理一侧，再梳理另一侧。

3. 注意事项

（1）梳理过程中不得用力强拉头发。头发纠结时应缓慢梳理。

（2）梳理完毕，将毛巾由两端向中间卷起，移除。

（3）用纸巾包裹脱落头发放入垃圾桶。

四、口腔清洁

案例 6-6

李奶奶，85岁，失能老人。脑卒中导致长期卧床、吞咽困难、言语不清，可在床上自行翻身活动，不能正常沟通，无法正常进食，护士发现老人口腔内有多处白色斑点，并且有异味，需要采取措施改善老年人口腔问题。

问题：护士应该如何对李奶奶进行口腔护理？

口腔内的环境非常利于细菌生长繁殖，正常人每天通过饮水、进食、刷牙、漱口和说话等活动可以减少和抑制细菌的生长，因此为老年人进行口腔清洁，不仅能够减少口腔感染的机会，还能清除口腔异味，促进食欲，预防疾病。

（一）老年人口腔健康的标准

世界卫生组织认为老年人口腔内应保证有20颗以上牙齿，才能够维持口腔健康功能的需要。世界卫生组织制定的牙齿健康标准是：①牙齿清洁。②没有龋齿。③没有疼痛感。④牙龈的颜色为正常的粉红色。⑤没有出血的现象。

（二）口腔清洁的重要性

正常人口腔内存在一定数量的细菌、微生物，当身体状况良好时，饮水、漱口、刷牙等活动会对细菌起到一定的清除作用。老年人尤其是在患病时，机体抵抗力下降，饮水少，进食少，消化液分泌减少，对口腔内细菌清除能力下降；进食后食物残渣滞留，口腔内适宜的温度、湿度使细菌易于在口腔内大量繁殖，易引起口腔炎症、溃疡、口臭及其他并发症。

（三）保持口腔健康的方法

1. 每天坚持早晚刷牙，饭后漱口。
2. 选择软毛牙刷，每3个月更换一次，使用正确的刷牙方法。
3. 按摩牙龈，漱口后将干净的右手示指置于牙龈黏膜上，由牙根向牙冠做上下方向的揉按和沿牙龈水平面做前后方向的揉按，依次按摩上下、左右的内外侧牙龈数分钟。
4. 闭嘴，将上下牙齿相互轻轻叩击数十次，所有的牙都要接触，用力不可过大，防止咬舌。叩齿能够促进下颌关节、面部肌肉、牙龈和牙周的血液循环，坚固牙齿，加强咀嚼力，促进消化功能。
5. 定期到医院进行口腔检查，牙痛要请医生帮助查明原因，对症治疗。
6. 有义齿的老年人进食后、晚上睡觉前将义齿清洁干净。睡前可将义齿摘下，放入清水中浸泡，定期用专用清洁剂进行清洗。
7. 改掉不良嗜好，如吸烟、用牙齿咬硬物等。合理营养，补充牙齿所需的钙、磷等，少吃含糖食品，多吃新鲜蔬菜，增加牛奶和豆制品的摄入量。全身健康也可促进牙齿健康。

（四）老年人口腔清洁的观察要点

1. 口唇的色泽、湿润度，有无干裂、出血及疱疹等。
2. 口腔黏膜的颜色、完整性，是否有溃疡、疱疹，是否有不正常的渗出液如血液、脓液等。
3. 牙的数量是否齐全，有无义齿、龋齿、牙结石、牙垢等。
4. 牙龈的颜色，是否有溃疡、肿胀、萎缩或出血等。
5. 舌的颜色、湿润度，有无溃疡肿胀及舌面积垢等。
6. 腭部、腭垂、扁桃体等的颜色，是否肿胀，有无不正常的分泌物等。
7. 口腔气味有无异常，如氨臭味、烂苹果味等。
8. 刷牙的方法、次数，口腔清洁的程度。
9. 口腔清洁的能力，需要完全协助还是部分协助。

（五）协助老年人刷牙

1. 操作前

（1）准备

1）照护人员准备：着装整洁，洗净双手。

2）老年人准备：老年人平卧于床上。

3）环境准备：室内环境清洁、明亮。

4）用物准备：牙刷 1 把、牙膏 1 只、漱口杯 1 个、毛巾 1 条、一次性治疗巾 1 块、脸盆 1 个，必要时备润唇膏 1 支。

（2）沟通：向老年人解释操作目的及注意事项，取得老年人配合。

2. 操作中

（1）摆放体位：协助老年人取坐位，将一次性治疗巾铺于老年人面前，放稳脸盆。

（2）指导刷牙：在牙刷上挤好牙膏，水杯中盛 2/3 漱口水。递给老年人水杯及牙刷，嘱老年人身体前倾，先漱口，刷牙齿的内、外面时上牙应从上向下刷，下牙应从下向上刷；咬合面应从里向外旋转着刷。刷牙时间不少于 3 分钟。

（3）协助漱口：刷牙完毕后协助老年人漱口。用毛巾擦净老年人口角水痕。

（4）清洗义齿

1）一手捏住义齿，一手用软毛牙刷在流动水下刷洗义齿。

2）刷洗水杯，盛装清洁冷水，将义齿浸泡水杯中，必要时可浸泡在义齿清洁剂中。

3）义齿使用前应在流动水中刷洗。

3. 操作后　撤去用物，协助老年人摆好舒适的体位，洗手，必要时涂擦润唇膏。

4. 注意事项

（1）脸盆放稳，避免打湿床铺，如果打湿应及时更换。

（2）刷牙时嘱老年人动作轻柔，以免损伤牙龈。

（3）如老年人有义齿，应放入水杯中，至洗漱间清洗，避免用硬毛牙刷刷洗义齿。

（六）棉棒擦拭清洁口腔

1. 操作前

（1）准备

1）照护人员准备：着装整洁，洗净双手。

2）老年人准备：老年人平卧于床上。

3）环境准备：室内环境清洁、明亮。

4）用物准备：漱口杯1个、大棉棒1包、毛巾1条、弯盘1个，必要时备润唇膏1支。

（2）沟通：向老年人解释操作目的及注意事项，取得老年人配合。

2. 操作中

（1）摆放体位：协助老年人取侧卧位或平卧位头偏向一侧（面向照护人员），毛巾铺于老年人口角及胸前，弯盘置于口角边。

（2）擦拭口腔：将棉棒用漱口液浸湿，一根棉棒擦拭口腔一个部位。擦拭顺序：湿润口唇；嘱老年人牙齿咬合，擦拭牙齿外面（由内而外纵向擦拭至门齿）；嘱老年人张口，依次擦拭牙齿内面、咬合面、两侧颊部、上腭、舌面、舌下。嘱老年人张口，检查是否擦拭干净。用毛巾擦净老年人口角水痕，用棉棒擦拭口唇。

3. 操作后 撤去用物，整理床单位，必要时口唇涂擦润唇膏，洗手，记录。

4. 注意事项

（1）棉棒蘸水不应过多，以免擦拭牙齿时漱口水吸入老年人气管引起呛咳。

（2）一个棉棒只可使用一次，不可反复蘸取漱口水使用。

（3）擦拭上腭及舌面时，位置不可以太靠近咽部，以免引起恶心、不适。

（七）棉球清洁口腔

1. 操作前准备 准备毛巾、消毒棉签、棉球、弯止血钳、镊子、压舌板、污物碗、手电筒、弯盘2个、水杯2个、漱口水、润唇油等物品。

2. 操作步骤 口腔清洁应按以下步骤操作。

（1）帮助老年人呈侧卧式体位或平卧式体位躺好，头偏向照护人员一侧，抬高床头30°。

（2）将毛巾铺在老年人颌下及胸前，将弯盘置于老年人口角边，先清点棉球数量，浸湿后一手持镊子夹取干净棉球递于另一手弯止血钳夹紧，拧至半干，干湿度以不滴水为宜。

（3）按以下顺序擦拭口腔。

1）湿润口唇并擦拭。

2）提醒老年人牙齿咬合，分别擦拭牙齿左右外侧面。

3）提醒张开口腔，分别擦拭上下牙齿各内侧面、咬合面。

4）分别擦拭两侧颊部及上腭、舌面、舌下。

5）检查口腔是否擦拭干净及有无口腔炎症、溃疡。使用棉球后，应再次清点棉球数量。

（4）用毛巾擦净老年人脸部、口角水痕。

（5）移除用物，整理床单位。口角干裂时可涂抹润唇油。

3. 注意事项

（1）擦拭过程中棉球蘸水，应挤压出多余水分，以免引起呛咳和误吸。

（2）擦拭上腭及舌面时，位置不可太靠近咽部。

（3）一个棉球擦拭一个部位，使用过的棉签或棉球放入污物碗。

五、身体清洁

案例 6-7

刘奶奶，72 岁，失智老人，5 年前诊断为阿尔茨海默病，病情进行性加重，生活不能自理，有认知障碍、言语障碍等表现，常常忘记发生的事情，不能正确表达观点。今日查房，照护人员发现刘奶奶需要大小便时忘记去厕所，尿液污染了衣服裤子，照护人员需要根据刘奶奶的生活习惯，采取相应措施改善刘奶奶的身体清洁度。

问题：照护人员在给刘奶奶进行身体清洁时有哪些注意事项？

皮肤的新陈代谢迅速，其代谢产物如皮脂、汗液及表皮碎屑等，能与外界细菌及尘埃结合形成污垢，黏附于皮肤表面，因此照护人员应及时为老年人做身体清洁，清除皮肤污垢，提高皮肤抵抗力，增强舒适感，预防感染的发生。

（一）身体清洁的重要性

身体清洁是通过对身体表面的清洗及揉搓，可以达到消除疲劳，促进血液循环，改善睡眠，提高皮肤新陈代谢和增强抵抗能力的目的，还可以维护老年人的自我形象，提高自信。

（二）身体清洁的要求

油脂积聚会刺激皮肤，阻塞毛孔或在皮肤上形成污垢，因此照护人员应指导老年人经常沐浴。对于容易出汗的老年人，照护人员应指导其常洗澡并保持身体干燥，这样可以防止皮肤因潮湿而破损；对于皮肤干燥的老年人，照护人员应指导其酌情减少洗澡次数。

（三）清洁用品使用的指导

沐浴时照护人员应根据老年人皮肤状况（如干燥、油性、完整性等）、个人喜好及清洁用品使用的目的和效果来选择清洁与保护皮肤的用品。

（四）老年人沐浴的种类

老年人沐浴的种类主要包括三种：淋浴、盆浴、床上擦浴。

（五）皮肤清洁的观察要点

1. 皮肤颜色、温度、柔软度、完整性、弹性、感觉、清洁度等。应注意体位、环境因素（如室温）、汗液量、皮脂分泌、水肿和色素沉着等情形对评估准确性的影响。

2. 老年人的意识状态，是否瘫痪或软弱无力，有无关节活动受限，需要完全协助还是部分协助，清洁习惯及对清洁品的选择，老年人对保持皮肤清洁、健康的相关知识的了解程度及需求。

（六）协助老年人淋浴

1. 操作前

（1）评估：评估老年人身体状况、疾病情况，是否适宜淋浴。

（2）沟通：向老年人解释操作目的及注意事项，征得老年人同意，搀扶（或用轮椅运送）老年人进浴室。

（3）准备

1）照护人员准备：着装整洁，洗手。

2）老年人准备：协助老年人坐于椅子上。

3）环境准备：关闭门窗，冬季调节室温 22～26℃。

4）用物准备：淋浴设施、毛巾 1 条、浴巾 1 条、浴液 1 瓶、洗发液 1 瓶、清洁衣裤、梳子 1 把、洗澡椅 1 把；必要时备吹风机 1 个。

5）用物准备要求：摆放以整齐、方便操作为原则。

2. 操作中

（1）调节水温：先开冷水龙头，再开热水龙头（单个水龙头由冷水向热水一侧调节），调节水温约 40℃为宜（伸手触水，温热不烫手）。

（2）协助洗浴：协助老年人脱去衣裤（肢体活动障碍的老年人应先脱健侧后脱患侧），协助老年人坐于洗澡椅上，协助老年人双手握住扶手。

（3）清洁洗头：叮嘱老年人低头闭眼，用花洒淋湿头发，将洗发液用手揉搓至出泡沫后涂于老年人头发上，双手十指指腹揉搓头发、按摩头皮（力量适中，由发际向头顶部揉搓）。用花洒将头发冲洗干净。洗头过程中随时观察老年人有无不适。

（4）清洁身体：用花洒淋湿老年人身体，由上至下涂抹浴液，涂擦面部、颈部、耳后、双上肢、胸腹部、背部、双下肢，最后擦洗会阴、臀下及双足。用花洒将全身冲洗干净，淋浴过程中随时询问观察老年人反应，如有不适，应迅速结束操作，告知上级医护人员。

（5）擦拭水分：用浴巾包裹并擦干身体，毛巾擦干头发。

（6）更换衣裤：协助老年人更换清洁衣裤（肢体活动障碍的老年人，应先穿患侧后穿健侧），搀扶（或用轮椅运送）老年人回床休息。

3. 操作后 整理用物：开窗通风，擦干地面，清洗毛巾、浴巾及更换下的衣裤，洗手，记录。

4. 注意事项

（1）浴室地面应放置防滑垫，以防老年人滑倒。

（2）淋浴应安排在进食 1 小时之后，以免影响消化吸收。

（3）老年人单独洗浴时，叮嘱老年人不要锁浴室门，可在门外把手上悬挂示意标牌。照护人员应经常询问是否有需要。

（4）先调节水温再协助老年人洗浴，调节水温时，先开冷水。

（5）老年人淋浴时间不可过长，水温不可过高，以免发生虚脱。

（6）洗浴过程中观察老年人皮肤及身体状况，如有不适，迅速停止操作，协助返回房间休息并通知医护人员或家属。洗浴时间宜控制在 15 分钟。

（7）秋、冬季使用吹风机应调至最低档。

（七）协助老年人盆浴

1. 操作前

（1）评估：评估老年人身体状况、疾病情况，是否适宜盆浴。

（2）沟通：向老年人解释操作目的及注意事项，征得老年人同意，搀扶（或用轮椅运送）老年人进浴室。

（3）准备

1）照护人员准备：着装整洁，洗手。

2）老年人准备：协助老年人坐于床上。

3）环境准备：关闭门窗，冬季调节室温在 22～26℃，浴盆内应放置防滑垫，以防老年人滑倒。

4）用物准备：浴盆设施、毛巾 2 条、浴巾 1 条、浴液 1 瓶、洗发液 1 瓶、清洁衣裤、梳子 1 把、座椅 1 把。必要时备吹风机 1 个。

2. 操作中

（1）放水调温：浴盆中放水 1/3～1/2 满，水温约 40℃（手伸进水中，温热不烫手）。

（2）协助洗浴

1）进入浴盆：浴盆内放置防滑垫，协助老年人脱去衣裤（肢体活动障碍时，应先脱健侧后脱患侧），老年人盆浴时间不可过长，搀扶老年人进入浴盆坐稳，嘱老年人双手握住扶手或盆沿。

2）协助洗头：叮嘱老年人低头闭眼，用花洒淋湿头发，将洗发液用手揉搓至泡沫后涂于老年人头发上，双手十指指腹揉搓头发、按摩头皮（力量适中，由发际向头顶）。

3）洗浴身体：浸泡身体后放掉浴盆中的水，由上至下涂抹浴液，涂擦面部、颈部、耳后、双上肢、胸腹部、背部、双下肢，最后擦洗臀部、会阴及双足。用花洒将全身浴液冲洗干净。

（3）擦干更衣：用浴巾包裹身体，协助老年人出浴盆，擦干身体并坐在浴室座椅上，用毛巾擦干头发。协助老年人更换清洁衣裤（肢体活动障碍时，应先穿患侧后穿健侧）。

3. 操作后　整理用物，搀扶（或用轮椅运送）老年人回床休息，协助老年人采取舒适卧位。刷洗浴盆，清洁浴室，洗手，记录。

4. 注意事项

（1）老年人单独洗浴时，叮嘱老年人不要锁浴室门，可在外把手上悬挂示意标牌。照护人员应经常询问是否有需要。

（2）水温不可过高，水量不可过多，以免引起不适。

（3）协助老年人盆浴时，随时询问和观察老年人的反应，如有不适，应迅速结束操作，及时报告医生。

（八）为老年人床上擦浴

1. 操作前

（1）评估：评估老年人身体状况、疾病情况，是否适宜床上擦浴。

（2）沟通：向老年人解释操作目的及注意事项，征得老年人同意。

（3）准备

1）照护人员准备：着装整洁，洗手。

2）老年人准备：协助老年人平卧于床上。

3）环境准备：关闭门窗，冬季调节室温22～26℃。

4）用物准备：脸盆3个、毛巾3条、方毛巾1条，浴巾1条、浴液1瓶、橡胶单1块、清洁衣裤1套、暖水瓶1个、污水桶1个，必要时备屏风等。

2. 操作中

（1）备齐用物：备齐用物并携至床旁（多人同住一室，用屏风遮挡）。脸盆内盛装40～45℃温水，协助老年人脱去衣裤，盖好被子。

（2）按顺序擦浴

1）擦洗脸部：将浴巾搭在枕巾及胸前盖被上，方毛巾浸湿后拧干，横向对折，再纵向对折，对折后小毛巾四个角分别擦洗双眼的内眼角和外眼角。洗净方毛巾包裹在手上，洒上浴液依次擦拭额部、鼻部、两颊、耳后、颈部（额部由中间分别向两侧擦洗，鼻部由上向下擦洗，面颊由鼻唇、下巴向左右面颊擦洗，颈部由中间分别向两侧擦洗），洗净方毛巾，同法擦净脸上浴液，再用浴巾沾干脸上水分。

2）擦拭手臂：暴露近侧手臂，浴巾半铺半盖于手臂上。方毛巾包手，涂上浴液，打开浴巾由前臂向上臂擦拭，擦手，擦拭后浴巾遮盖，洗净方毛巾，同样手法擦净上臂浴液，再用浴巾包裹沾干手臂上的水分。同法擦拭另一侧手臂。

3）擦拭胸部：将老年人被子向下折叠暴露胸部，用浴巾遮盖胸部。洗净方毛巾。包裹在手上，倒上浴液，打开浴巾由上向下擦拭胸部及两侧，注意擦净皮肤皱褶处（如腋窝、女性乳房下垂部位），擦拭后浴巾遮盖，洗净方毛巾，同法擦净胸部浴液，再用浴巾沾干胸部水分。

4）擦拭腹部：老年人盖被向下折至大腿上部，用浴巾遮盖胸腹部。洗净方毛巾包裹在手上洒上浴液，打开浴巾下角暴露腹部，由上向下擦拭腹部及两侧，擦拭后用浴巾遮盖，洗净方毛巾，同法擦净腹部浴液，再用浴巾沾干腹部水分。

5）擦拭背臀：协助老年人翻身侧卧，背部朝向照护人员。被子上折暴露背臀部。浴巾铺于背臀下，向上反折遮盖背臀部。洗净方毛巾包裹在手上，倒上浴液，打开浴巾暴露背臀部，由腰骶部分别沿脊柱两侧螺旋形向上擦洗全背。分别环形擦洗臀部，擦拭后浴巾遮盖，洗净方毛巾，同法擦净背臀部浴液，再用浴巾沾干背臀部水分。

6）擦洗下肢：协助老年人平卧，盖好被子。暴露一侧下肢，浴巾半铺半盖。洗净方毛巾包裹在手上洒上浴液，打开浴中暴露下肢，另一手扶住下肢的踝部成屈膝状，由小腿向大腿方向擦洗，擦拭后浴巾遮盖，洗净方毛巾，同法擦净下肢浴液，再用浴巾沾干下肢的水分。同法擦洗另一侧下肢。

7）足部清洗：更换水盆（足盆），盛装40～45℃温水约1/2满。将老年人被子的被尾向一侧打开暴露双足，取软枕垫在老年人膝下支撑。足下铺橡胶单和浴巾，水盆放在浴巾上，将老年人一只足浸于水中，涂拭浴液，用专用足巾擦洗足部（注意洗净趾缝），洗后放在浴巾上。同法清洗对侧。撤去水盆，拧干足巾，擦干双足。再用浴巾沾干足部水分。

8）擦洗会阴：更换水盆（专用盆），照护人员一手托起老年人臀部，一手铺垫橡胶单和浴巾，将专用毛巾浸湿拧干。老年女性：擦洗由阴阜向下至尿道口、阴道口、肛门，边擦洗边转动毛巾，清洗毛巾后分别擦洗左右侧腹股沟部位。老年男性：擦洗尿道外口、阴茎、包皮、阴囊、腹股沟和肛门。随时清洗毛巾，直至清洁无异味。撤去橡胶单和浴巾。协助老年人更换清洁衣裤。

3. 操作后　整理用物，撤去屏风。帮老年人盖好被子。开窗通风，洗手，记录。

4. 注意事项

（1）床上擦浴前应了解老年人全身皮肤情况。

（2）擦拭过程中随时用浴巾遮盖老年人身体，避免受凉。多人同住一室，用屏风遮挡。

（3）操作时动作要迅速、轻柔。

（4）擦洗过程中，应擦洗干净皮肤皱褶部位，随时添加、更换温水。

（5）床上擦浴时间宜控制在 15～20 分钟。

（6）擦洗过程中，注意观察老年人反应，如出现寒战、面色苍白等情况，要立即停止拭浴，保暖，通知上级医护人员。

（7）清洗会阴部、足部的水盆和毛巾要分开单独使用。

（九）女性会阴清洁

1. 操作前准备　用物准备：一次性尿垫、便盆、冲洗壶、温水、一次性手套、专用毛巾，需要时备屏风。

2. 操作步骤　女性会阴清洁应按以下步骤操作：

（1）协助老年人取仰卧位。

（2）掀起老年人近侧盖被下端，臀下铺一次性尿垫，一手托起骶尾部，另一手将便盆放在臀下。

（3）一手持冲洗壶，一手戴一次性手套，用老年人专用毛巾，边冲洗边擦洗会阴部，从阴阜向下冲洗擦拭至肛门部及大腿两侧腹股沟。

（4）移除便盆，清洗并拧干毛巾，擦净会阴部。

（5）更换一次性尿垫，盖好被子。

3. 注意事项　了解老年人会阴皮肤情况。保持床单位及被服清洁干燥。多人同居一室时应采用屏风遮挡。

第 3 节　压力性损伤预防

案例　6-8

陈大爷，今年 84 岁，3 年前因无人照护入住养老机构。老人平日可使用手杖独立行走，3日前该老人在护理区走廊行走时不慎摔倒，后经医院检查为骶尾部软组织挫伤，医嘱要求老人在养老院保守治疗，近期需卧床休养，保证营养摄入，按规定时间进行复查，照护人员应负责陈大爷床单位及个人卫生，协助其定时翻身，避免压力性损伤的发生。

问题：护理人员应该如何给陈大爷进行翻身？

压力性损伤是指皮肤或皮下组织由于压力、剪切力和（或）摩擦力作用而发生的局限性损伤，通常发生在骨隆突处或皮肤与医疗设备接触处。主要是由于受到强烈和（或）长期存在压力或联合剪切力，继而发生缺血、缺氧情形而导致，可表现为完整皮肤或开放性溃疡。由于老年人皮肤新陈代谢慢，机体抵抗力差，感觉功能减退，保护反射迟钝，失禁、感染、跌倒、营养不良且合并慢性病，已经成为发生压力性损伤的高危人群。其好发部位多在于受压、无肌肉包裹或肌肉层较薄、缺乏脂肪组织保护的骨隆突处。经常处于仰卧位的患者，部位好发于枕骨隆突处、肩胛部、肘部、骶尾部及足跟处；经常处于侧卧位的患者，部位好发于耳郭、肩峰、肋骨、髋部、膝关节内外侧及内外踝等处；经常坐轮椅的患者，多出现在坐骨结节处。

一、压力性损伤的分期

美国国家压力性损伤咨询委员会（National Pressure Injury Advisory Panel，NPIAP）压力性损伤的分期标准。

（1）1 期：皮肤完整伴有指压不变白的红斑。深色皮肤可能表现不同，但其颜色可能与周围组织不同。局部感觉、皮温、硬度的改变可能比观察到的皮肤改变更先出现。此期颜色改变不包括紫色或栗色改变，因为这些颜色变化提示可能存在深部组织损伤。

（2）2 期：部分皮层缺失伴真皮层暴露，可表现为浅的开放性溃疡，伴有粉红色创面，无坏死组织，也可能表现为完整的或破裂的浆液性水疱。

（3）3 期：皮肤全层缺失，可见皮下脂肪的暴露，有坏死组织的形成，但没有肌肉、肌腱、骨头的外露，组织缺失的深度不明确，可能包含有潜行或窦道。脂肪较多的部位此阶段可能形成非常深的溃疡。

（4）4 期：全层皮肤和组织缺失，可见骨、肌肉及肌腱的暴露，伤口可发现坏死组织及焦痂，常常有潜行和（或）窦道。如果腐肉或者焦痂掩盖组织缺损程度，则为不可分期压力性损伤。①不可分期的压力性损伤：全层组织缺失，溃疡底部有腐肉覆盖或伤口床有焦痂附着，需要清除腐肉及痂皮方能确定压力性损伤分期。②深部组织压力性损伤：皮下软组织受到压力或剪切力的损害，完整或破损的局部皮肤出现持续指压不变白，呈深红色、栗色或紫色，或表皮分离呈现黑色的伤口床或充血水疱，疼痛和温度变化通常先于颜色改变，深色皮肤的颜色表现可能不同。此期伤口可能迅速发展暴露组织缺失的实际程度，也可能愈合而不出现组织缺失。如果可见坏死组织、皮下组织、肉芽组织、筋膜、肌肉或其他深层组织，则是皮肤全层的压力性损伤（不可分期、3 或 4 期）。该分期不可用于描述血管、创伤、神经性伤口或皮肤病。

二、压力性损伤的处理

创面处理包括改善局部血液供应状态，减压，选择合适敷料。全身支持治疗包括积极治疗原发病，营养的补充和抗感染的措施。

（1）1 期用液体敷料，水胶体敷料，透明薄膜粘贴，特别消瘦的患者适用泡沫敷料。解除局部受压，改善局部血运，去除危险因素，每日动态评估，避免疾病进展。

（2）2 期处理原则是保护皮肤，避免感染。水疱大于 5mm 者，消毒，水疱低位剪，抽吸渗液，消毒皮肤后用无菌敷料包扎，每天或隔天更换，2～3 天后，消毒，贴水胶体敷料或泡沫敷料，5～7 天更换，创面渗液多者，贴藻酸盐敷料、泡沫敷料，2～7 天更换。

（3）3 期、4 期压力性损伤创面处理，清洁创面，去除坏死组织，促进肉芽生长，遵循 TIME 原则。T：清除坏死组织，尽快清除黑痂或腐烂组织，清洗，用刀片在焦痂上划 V 形痕迹，贴水胶体敷料，达到自溶性清创。清洗，剪除黄色腐烂肉，贴藻酸盐敷料或泡沫敷料。I：控制感染，使用银离子敷料。M：促进肉芽生长。保持创面的湿性环境特点，不主张每天换药和使用烤灯。E：促进上皮爬行，使用水胶体或透明薄膜，保护新生的上皮组织。

三、预防压力性损伤的观察要点

1. 根据老年人不同的卧位，重点查看骨隆突处和受压部位皮肤情况，如有无潮红、压红，压红消退时间，有无水疱、破溃、感染等。

2. 了解老年人皮肤营养状况，如皮肤弹性、颜色、温度、感觉等。

3. 了解患者躯体活动能力，有无肢体活动障碍、意识状态。

4. 了解老年人全身状态，如有无发热、消瘦或者肥胖、昏迷或者躁动、年老体弱、大小便失禁、水肿等，上述因素是老年人发生压力性损伤的高危因素。

四、预防压力性损伤发生的方法

1. 评估老年人营养状态、局部皮肤状态，了解压疮的危险因素。

2. 减少患者局部受压

（1）对活动能力受限或卧床的老年人，定时被动变换体位。

（2）翻身间隔时间应根据老年人病情及受压处的皮肤情况决定，一般间隔 2 小时翻身一次，必要时，间隔 30～60 分钟翻身一次。受压皮肤在解除压力 30 分钟后，压红不消退者，缩短翻身时间。

（3）长期卧床老年人可以使用交替式充气床垫，使身体受压部位交替着力。也可使用楔形海绵垫垫于老年人腰背部，使老年人身体偏向一侧，与床铺成 30°角。

（4）坐轮椅的老年人，轮椅座位上需增加 4～5cm 厚的海绵垫，并且每 15 分钟变换一次坐位身体的着力点。

（5）关节骨隆突部位的压疮预防，可在一侧肢体两关节之间肌肉丰富的部位加垫软枕。骨隆突处皮肤可使用透明贴膜或者减压贴膜，以保护局部减压。

3. 皮肤保护

（1）清洁皮肤：用温水清洗皮肤，保持皮肤清洁无汗液，大小便后及时清洗局部。清洗时不要应用刺激性大的碱性肥皂，可用清水或弱酸性的沐浴露，最好采用冲洗的方法，不要用力揉搓。

（2）加强护肤：清洗后皮肤可涂擦润肤乳预防干燥。清洁后的皮肤不要使用粉剂，避免出汗后堵塞毛孔。大小便失禁老年人，肛周清洗后涂油剂保护。

4. 加强患者营养，摄取高热量、高蛋白、高纤维素饮食。必要时，少食多餐。

5. 勤更换内衣及被服　卧床老年人应选择棉质、柔软、宽松、吸汗且不刺激皮肤的内衣穿着。衣物定期更换，一旦潮湿应立即更换。并要保持床铺清洁、干燥、平整。

五、操 作 步 骤

1. 操作前

（1）评估

1）评估环境：关闭门窗，拉上窗帘，调节室温至24～26℃。光线充足，适合操作。

2）评估老年人：评估老年人营养状态、局部皮肤状态、躯体活动能力、全身状态，如有无水肿、大小便失禁等。

（2）沟通：照护人员应核对老年人床号、姓名，了解病情、翻身情况，并向老年人讲解操作的目的、方法。

（3）准备

1）物品准备：软枕数个、脸盆（盛温水）、毛巾，翻身记录单、笔，必要时备床挡。

2）照护人员准备：衣帽整洁、清洗并温暖双手，体现人文关怀。

2. 操作中

（1）再次沟通。

（2）协助卧床老年人翻身

1）根据老年人身体情况，协助其摆至舒适体位。

2）掀开被角，将老年人近侧手臂放于枕边，远侧手臂放于胸前。

3）在盖被内将远侧下肢搭在近侧下肢上。

4）照护人员双手分别扶住老年人的肩和髋部向近侧翻转。翻身时动作应轻、缓，使老年人呈侧卧位以免引起患者不适。

5）双手环抱住老年人的背部将其移至床中线位置，老年人面部朝向照护人员。

（3）放置软枕：在老年人胸前放置软枕，上侧手臂搭于软枕上。小腿中部垫软枕。保持体位稳定舒适。

（4）检查背部皮肤：掀开老年人背部盖被，检查背、臀部皮肤是否完好。

（5）擦背，整理上衣：用温热毛巾擦净背、臀部汗渍，并自下而上朝离心方向按摩，拉平上衣。用软枕支撑背部，肩颈部及踝部垫小枕，盖好被子。

3. 操作后

（1）整理床单位：被褥平整干燥无皱褶，必要时加床挡。

（2）洗手：照护人员洗净双手。

（3）记录：内容包括翻身时间、体位、皮肤情况（潮湿、压红，压红消退时间、水疱、破溃、感染等），发现异常及时报告。

4. 注意事项

（1）应提前对护理可行性进行评估。

（2）应根据病情和局部受压情况，帮助无自主行动能力的老年人翻身每 2 小时 1 次，压疮高危风险者每小时 1 次，极高危风险者每 0.5 小时 1 次。

（3）翻身时应避免拖、拉、推等剧烈动作，以免损伤皮肤。

第 4 节　排 泄 护 理

排泄是维持生命的必要条件。人体只有通过排泄才能将机体新陈代谢的产物及废物排出体外，维持机体内环境的协调平衡。老年人因机体调节功能减弱、自理能力下降或疾病原因可致老年人排泄功能出现异常表现。因此，照护人员应仔细观察，根据老年人不同情况，协助老年人采用舒适的体位、适合的排泄方法，提高老年人的生活质量。

一、协 助 排 便

1. 协助如厕

（1）操作前准备：排便前准备坐便器、坐便椅、安全扶手、卫生纸等物品。

（2）操作步骤

1）看护或搀扶老年人进入卫生间，关闭卫生间门。

2）协助老年人脱裤子，从腋下环抱老年人坐稳坐便器，提醒老年人扶稳安全扶手。

3）便后协助老年人身体前倾，擦净肛门，搀扶起身穿好裤子，冲净坐便器。

4）行走不便的老年人，可在床旁使用坐便椅。

2. 床上排大便

（1）操作前准备：准备便盆、一次性护理垫、卫生纸、温水、水盆、毛巾、尿垫（尿布）等物品。

（2）操作步骤

1）根据老年人实际情况选择合适的方式放置便盆。

侧卧位放便盆：协助老年人退下裤子至膝部，呈侧卧位，腰臀部垫一次性护理垫，便盆窄口朝向足部扣于臀部，协助老年人翻转呈平卧位，臀部位于便盆上。

仰卧位放便盆：协助老年人退下裤子至膝部，将老年人两腿屈膝（肢体活动障碍者用软枕支托膝下），一手扶托老年人的腰及骶尾部，另一手在腰臀部垫一次性护理垫，便盆窄口朝向足部置于臀下，用尿垫或尿布遮盖下身，盖好盖被。

2）排便完毕，护理员一手扶稳便盆，一手协助老年人侧卧，移除便盆，为老年人擦净肛门。必要时，用温热毛巾擦洗臀部及肛门周围并擦干。

3）移除一次性护理垫，帮助老人穿好裤子。倾倒、刷洗便盆备用，整理床单位，开窗通风。

（3）注意事项：观察粪便、尿有无异常。取放便盆时，避免擦伤皮肤。注意老年人的保暖和隐私。

3. 床上排小便

（1）操作前准备：准备尿壶、一次性护理垫、卫生纸等物品。

（2）操作步骤

1）在老年人臀下垫一次性护理垫。

2）男性老年人取仰卧位或侧卧位，将阴茎插入尿壶口内。女性老年人取仰卧屈膝位，双腿分开，将尿壶口边缘靠紧会阴部。盖好被子。

3）排尿后揭开被子、撤去尿壶，必要时为女性老年人清洗会阴。

4）移除一次性护理垫，协助穿好裤子。

5）倾倒尿液，刷洗尿壶备用，整理床单位，开窗通风。

（3）注意事项：操作前应对尿壶进行检查。排尿后，观察尿液颜色、气味、量，发现异常，及时通知医护人员。

二、更换一次性尿裤

1. 操作前准备 准备毛巾、水盆、温水、清洁纸尿裤、污物桶等物品。

2. 操作步骤

（1）关闭门窗，同房间有其他人时用屏风遮挡。协助老年人取平卧位，解开尿裤两侧粘扣，展开两翼至老年人身体两侧，将前片从两腿间向内面卷起至臀下。

（2）协助老年人面向照护人员侧卧，将对侧污染的尿裤向内面对折至老年人身下，观察老年人会阴部及臀部皮肤情况。在水盆中浸湿并拧干毛巾，用湿热毛巾擦拭会阴部及臀部。

（3）将干净的一次性尿裤（贴皮肤面朝上）对折放于老年人臀部，协助老年人翻身至另一侧，将污染的纸尿裤向内面卷起，丢入污物桶内，温水毛巾擦洗近侧臀部，同时拉平身下干净尿裤。

（4）协助老年人身体取平卧位，从两腿间向上兜起尿裤前片，粘贴两翼粘扣，整理大腿内、外侧尿裤边缘至服帖。

（5）整理床单位，开窗通风。

3. 注意事项 更换一次性尿裤前应充分了解老年人日常大小便情况。应根据老年人体型选择适宜尺寸的纸尿裤。翻转老年人身体时应防止发生坠床。

三、更换一次性尿袋

（一）留置导尿术与更换尿袋

对于不能正常排尿而又无其他治疗方法的老年人，需长期留置导尿管。导尿管是以天然橡胶、硅橡胶或聚氯乙烯制成的导管，经由尿道插入膀胱以便引流尿液，导尿管插入膀胱后，靠近导尿管头端有一个气囊固定导尿管留在膀胱内，使其不易脱出，末端引流管连接尿袋收集尿液。尿袋是由塑料袋、引流导管和接头组成，规格一般为 1000ml。

（二）更换尿袋的要求

1. 长期留置导尿管的患者，通常每周需要更换尿袋 1～2 次，注意观察并及时排空尿袋内尿液，并记录尿量，若有尿液性状、颜色改变，需要及时更换尿袋，如尿袋引流物有血性或者脓性分泌物，容易出现堵管现象，建议每天更换一次；如果尿液比较清亮，没有脓性的分泌物，可每周更换一次尿袋。

2. 更换尿袋时避免污染。

3. 妥善固定尿袋，引流管末端高度要始终低于老年人会阴的高度，避免尿液逆流导致尿路感染。

（三）老年人尿液异常的观察

1. 尿量　可通过读取尿袋上刻度来评估老年人的尿量，当 24 小时尿量超过 2500ml 或少于 400ml，即为尿量异常。

1）多尿：是指 24 小时尿量超过 2500ml，常提示会出现糖尿病、尿崩症或肾衰竭等情况。

2）少尿：是指 24 小时内尿量少于 400ml 或每小时尿量少于 17ml，常见于发热、液体摄入过少或休克等老年人。

3）无尿：是指 24 小时尿量少于 100ml 或 12 小时内无尿。常提示会出现严重血液循环不足，严重休克、急性肾衰竭或药物中毒等情况。

2. 尿液颜色　正常尿液为淡黄色、清亮透明，当其颜色异常时常提示一些泌尿系统的疾病。不同颜色代表的意义不同。

1）深黄色：常提示老年人水分摄入不足，应该增加水的摄入量。

2）红色：常提示有活动性出血，泌尿系统感染或其他膀胱疾病等。

3）咖啡色：常提示有出血、泌尿系统疾病。

4）乳白色：尿液呈米汤样，常提示丝虫病。

5）尿液内有絮状物尿液浑浊，出现絮状物：常提示泌尿系统感染。

3. 尿液气味　正常尿液可有淡淡的尿素气味，久置后可出现氨臭味。如果新鲜尿液即有氨臭味，常提示慢性膀胱炎及尿潴留；糖尿病酮症酸中毒时，尿液有烂苹果气味；有机磷农药中毒时，尿液有蒜臭味；进食较多葱、蒜后，尿液也会有特殊气味。

（四）操作步骤

1. 操作前

（1）评估与沟通

1）评估：①评估环境，清洁、安静、舒适、安全，光线适中。②评估老年人，照护人员应评估老年人的意识状态及心理需求，留置尿管是否脱出，管路是否通畅。

2）沟通：询问老年人床号、姓名，并向老年人解释操作目的，以取得老年人的配合，不能有效沟通的老年人，应核对手腕带和床头卡。

（2）准备

1）照护人员准备：着装整齐，洗净双手，戴好口罩。

2）物品准备：一次性无菌集尿袋、碘伏、棉签、治疗巾、别针、一次性手套，必要时备止血钳。

2. 操作中

（1）沟通：态度和蔼，向老年人解释操作要点，尊重老年人，以取得配合。

（2）检查用物：检查一次性集尿袋有效期，有无破损。所使用的消毒液和棉签是否在有效期内，保证无菌物品在有效期内。

（3）更换尿袋

1）在尿管和尿袋连接处下面垫治疗巾，戴手套。

2）打开备好的尿袋置于治疗巾上。

3）用止血钳夹住尿管，分离导尿管与尿袋。

4）用碘伏消毒尿管外口及周围。打开备好尿袋的引流管接头，将引流管插入导尿管中（手不触及导尿管口及周围）。松开止血钳，观察尿液引流情况。引流通畅后，用别针将尿袋固定在低于耻骨联合高度的位置。

5）观察尿液：观察尿袋里尿液的量和性质，打开尿袋底部的阀门，将尿液放入便器中、尿袋置入医疗垃圾袋内。

3. 操作后 整理老年人床单位及用物，记录尿液的量、性状等情况，脱去手套，洗手，记录。

4. 注意事项

（1）严格无菌操作。

（2）固定尿袋后引流管末端高度要始终低于老年人会阴的高度，避免尿液逆流。

四、更换造口袋

（一）肠造瘘和造口袋

1. 肠造瘘 是通过手术将病变的肠段切除，将一段肠管拉出，翻转缝于腹壁，用于排泄粪便。肠造瘘口是红色的，与口腔黏膜一样，柔软光滑，一般为圆形。

2. 造口袋 主要用于收集粪便。根据造口袋的设计可分为一件式和两件式。一件式造口袋通常是一次性，有固定的开口，简单易使用。两件式造口袋的袋子与底盘可分开，不用撕开底盘更换袋子，使用方便，可以更好地保护造口周围皮肤；底盘可按造口形状大小剪切。

（二）肠造瘘口照护措施

1. 保持造瘘口清洁、干燥，应及时更换粪袋。
2. 做好瘘口周围皮肤护理，可选用保护皮肤的药物，如氧化锌软膏等。
3. 老年人选择宽松、舒适、柔软的衣裤，以免衣裤过紧使得造瘘口受摩擦出血。

4. 保持床单位清洁、干燥，随时更换污染的衣物、被服。

5. 老年人进食易消化的食物，少食粗纤维多、易产气或刺激性强的食物，注意加强营养，增强机体抵抗力，促进机体康复。

（三）肠造瘘的观察

1. 注意观察造瘘口有无回缩、出血及坏死。

2. 注意观察造瘘口周围皮肤有无发红、肿痛甚至溃烂等情况。

3. 注意观察老年人的排便情况，如发现排便困难、造瘘口有狭窄等情况，及时报告医护人员处理。

4. 注意观察粪袋内排泄物的颜色、性质和量。

（四）操作步骤

1. 操作前

（1）评估与沟通

1）评估：①评估环境，清洁、安静、舒适、安全，光线适中。②评估老年人，照护人员应评估造瘘口及造口袋情况，内容物超过 1/3 时应将造口袋取下更换。

2）沟通：询问老年人床号、姓名，并向老年人解释操作目的，以取得老年人的配合。不能有效沟通的老年人，应核对手腕带和床头卡。

（2）准备

1）环境准备：环境整洁，温湿度适宜，注意遮挡老年人。

2）照护人员准备：着装整齐，洗净双手，戴好口罩。

3）物品准备：清洁、干燥造口袋 1 个，温水（35～37℃），脸盆、毛巾、卫生纸、便盆。

2. 操作中

（1）沟通：询问老年人进食时间，态度和蔼，向老年人解释。操作目的及配合要点，尊重老年人，以取得配合。

（2）更换造口袋

1）检查造口袋在有效期内，无破损。

2）协助老年人取舒适体位，暴露造瘘口的部位。

3）将治疗巾垫于人工肛门处的身下，注意保暖和保护老人隐私。打开造口袋，与造瘘口连接处的底盘扣环，取下造口袋放于便盆上。

4）查看造瘘口及周围的皮肤，如无异常可用柔软的卫生纸擦拭干净，再用温热毛巾洗净造瘘口及局部皮肤并擦干。

5）将清洁的造口袋与腹部造瘘口底盘扣环连接，扣紧扣环后用手向下牵拉造口袋，确认造口袋固定牢固，将造口袋下口封闭。

3. 操作后　整理用物，将粪便倾倒于厕所内；洗手；根据需要记录。

4. 注意事项

（1）用清水清洗造口袋，可反复使用的造口袋，更换下来后也可用中性清洁剂清洗或用氯己定浸泡 30 分钟，再用清水清洗，然后晾干备用。

（2）餐后2～3小时内不要更换造口袋，此时肠蠕动较活跃，更换时有可能出现排便。

（3）更换一件式造口袋时，可一手固定皮肤，一手自上而下轻柔揭除造口袋，更换二件式造口袋更换底盘时，应先用造瘘口尺测量造瘘口大小并在底盘标注，然后再用造瘘口剪刀进行裁剪。

（4）如造瘘口周围皮肤发红，可在清洁皮肤后涂氧化锌软膏保护皮肤。

第5节 辅具使用

案例 6-9

王爷爷，78岁，平时可独自乘电梯到养老院楼下小花园散步和打太极。近日总感觉头晕，医院诊断原因为脑供血不足，医生建议老人今后下楼活动时需有人陪伴，防止摔跤等意外发生。建议老人平时行走时使用拐杖，护士长在查房时叮嘱照护人员在王爷爷使用拐杖时给予帮助和指导并做好辅具安全检查工作。

问题：在指导王爷爷使用辅具的过程中有哪些注意事项？

老年人由于身体功能下降和疾病等原因的影响，会出现活动受限、行走困难等情况，故需要助行器具协助活动。

助行器具是协助老年人活动的常用工具，本节主要介绍助行器具的作用、种类、性能及要求，老年人使用助行器具的观察要点，识别异常情况并及时报告的方法及操作步骤。

一、助行器具的作用、种类、性能及要求

（一）助行器具的作用

助行器具一般是老年人用来支撑走路，让走路更安全方便的工具，能够起到辅助人体支撑体重、保持平衡和行走的作用。助行器具的使用既能稳身健步，减少并发症的发生，又可以提高老年人的生活自理能力，改善生活质量，同时节省体力和人力，减轻照护人员的负担。助行器具的使用也能帮助老年人改善心理状态，提高老年人的自信心。

（二）助行器具的种类、性能及要求

1. 手杖 根据手杖的结构和功能可以分为单足手杖、多足手杖、直手杖、可调式手杖、带座式手杖、多功能手杖及盲人手杖等。其中单足手杖适用于握力好、上肢支撑能力强的患者。多足手杖包括三足和四足，支撑面积较广而且稳定。

2. 拐杖 指靠前臂或肘关节扶持帮助行走的工具。分为普通木拐杖、折叠式拐杖、前臂杖、腋杖和平台杖。前臂杖又叫洛式杖，可单用也可双用，用于握力较差、前臂力量较弱但又不必使用腋杖者。腋杖稳定，用于截瘫或外伤严重的患者，包括固定式和可调式。平台杖又称为类风湿杖，用于关节严重损害的类风湿患者或手有严重损伤不能负重者，由前臂负重。

3. 步行器　指用来辅助下肢功能障碍者（如偏瘫、截瘫、截肢、全髋关节置换术后等）步行的工具，可以用来保持平衡，支撑体重和增强上肢伸肌肌力的作用。常见的有：框架式（两轮、三轮、四轮式）、截瘫助行器、交替式助行器。框架式助行器可支撑体重便于患者站立和行走，其支撑面积大，稳定性好。使用时患者两手扶持左右两侧，于框架当中站立可行走。截瘫助行器需要根据患者的具体情况配置。交替式助行器适用于各种原因导致的第4胸椎以下完全性或更高节段不完全性脊髓损伤患者。

二、老年人使用助行器具的观察要点

（一）检查助行器具

检查助行器具是否完好，把手有无松动，拐杖与地面接触的橡胶垫是否牢固，可调高度的拐杖调节卡扣是否锁紧等。

（二）高度选择

1. 手杖高度　老年人站立时，肘关节屈曲15°～30°，腕关节背伸，小趾前外侧15cm处至背伸手掌面的距离即为拐杖的适时高度。站立困难时可仰卧位测量。

2. 拐杖高度　身高减去40cm的长度为腋杖的长度，站立时大转子的高度即为把手的位置。

3. 助行器高度　老年人直立，以双手握住助行器把手、肘关节屈曲15°～30°时的高度为宜。

三、识别异常情况并及时报告的方法

老年人活动后如出现下肢肿胀、紫癜等情况，应注意调整步态，减少活动时间，并及时通知护士和医生。若老年人主诉持拐下地后手腕无力，不能持物，则应注意有无臂丛神经受压，并及时通知护士和医生。

四、操作步骤

1. 操作前

（1）环境准备：环境安静，光线充足，无障碍物，地面干燥，没有水迹、油渍。

（2）照护人员准备：着装整洁，了解老年人一般情况、活动能力及疾病诊断。

（3）老年人准备：有行走的意愿，身体状况允许，穿合适长度的裤子及防滑的鞋子。

（4）物品准备：选择合适的助行器具，检查手杖是否完好，把手有无松动，拐杖与地面接触的橡胶垫是否牢固，高度是否合适，可调高度的拐杖调节卡扣是否锁紧等。备好保护腰带。

2. 操作中

（1）手杖的使用

1）演示讲解：照护人员边演示边讲解使用手杖步行的方法及上下台阶的方法。

a. 三点步行：先伸出手杖，再迈出患足，最后迈出健足或先伸出手杖，再迈出健足，最后迈出患足。要求患足努力做到抬腿迈步，避免拖拉。

b. 两点步行：伸出手杖同时抬腿迈出患足，再迈出健足做上下台阶的训练，正确的上下台阶的原则是上台阶先上健腿，后上患腿；下台阶先下患腿，再下健腿。可以将手杖放在扶手上，一同向上挪动。

2）保护行走：照护人员搀扶老年人，使其用手拄手杖站起，检查手杖高度是否合适。手杖放在脚的前外侧，目视前方，按照三点步行（或两点步行）方式行走。照护人员站在患侧，拉住老年人的腰带或特制的保护腰带保护。

（2）拐杖的使用

1）检查拐杖：是否完好备用。

2）演示讲解：照护人员边演示边讲解使用拐杖步行的方法及上下台阶的方法，向老年人说明配合要点，取得配合。

3）站立：站立时双拐并到一起，立于患侧，一手握住拐杖把手，另一手按住椅子扶手或床面，双手用力将身体撑起，依靠健侧下肢完成站立，将一支拐杖交于健侧手中，双拐平行放置于身体前方，开始行走。

行走方法常采用四点法、三点法和两点法。

a. 四点法：先向前移动患侧拐杖，再迈出健侧下肢，再移动健侧拐杖，最后再迈出患侧下肢，相同的方法，先向前移动患侧拐杖，再迈出健侧下肢，再移动健侧拐杖，最后再迈出患侧下肢，反复进行。

b. 三点法：一般见于患侧下肢不能负重的情况，两侧拐杖一同向前，然后患侧向前迈出，最后健侧向前跟上患侧，如此反复进行。

c. 两点法：向前移动患侧拐杖的同时迈出健侧下肢，向前移动健侧拐杖的同时迈出患侧下肢，移动患侧拐杖时迈出健侧下肢，移动健侧拐杖时迈出患侧下肢，再反复进行。

4）坐下：患者想要坐下时，将双拐并在一起，立于患侧，一手抓住拐杖把手，另一只手按住椅子扶手或床面，健侧下肢用力，重心下移，同时患肢不要碰触地面。

5）上台阶：患者将身体靠近台阶，双臂用力撑住双拐，健侧下肢迈到台阶上，健侧下肢用力伸直，身体稍向前倾，同时将患侧下肢和双拐带到台阶上，重复动作，迈向上一级台阶。

6）下台阶：下台阶时，先把双拐平行放在下一级台阶上，将患侧下肢前移，双臂用力撑起，健侧下肢屈曲移到下一级台阶，呈站立位，再将双拐下移，重复以上动作，迈向下一级台阶。

（3）步行器的使用

1）检查步行器：检查步行器是否完好，螺丝是否有松动，支脚垫是否完好适用，高度是否适合。

2）演示讲解：照护人员边演示边讲解使用步行器步行的方法。向老年人说明配合要点，取得配合。

3）行走方法常采用四步法和三步法

a. 四步法：步行器一侧向前移动一步（25～30cm），对侧下肢抬高后迈出，约落在步行器横向的中线偏后方。然后，步行器另一侧向前移动一步，迈出另一下肢。重复上述步骤前进。

b. 三步法：抬头挺胸，双手同时将步行器举起向前移动一步（25～30cm），患肢抬高后迈出半步，约在步行器横向的中线偏后方。双手臂伸直支撑身体（患肢遵医嘱决定承重力量），迈出健肢与患肢平行。重复上述步骤前进。

3. 操作后　行走结束，记录训练过程及结果。

4. 注意事项

（1）行走前应检查步行器的脚底衬垫是否老化磨损，检查步行器的四个脚是否在同样高度，能否放平稳，发现问题及时更换。避开路线上的水渍及障碍物，行走过程中，保障老年人安全，避免跌倒。

（2）行走时不得穿拖鞋。

（3）步行器每次移动为老年人正常行走一步的距离。

（4）上坐和起身时不得倚在步行器上。

（5）可用步行器上下一两级台阶，不得使用步行器上下楼梯。

（6）患足努力做到抬腿迈步，避免拖拉。

（7）观察老年人有无劳累的表现，询问其感受，如果出现疲乏，应立即休息。

（8）行走中避免拉、拽老年人胳膊，以免造成老年人跌倒和骨折。

（9）循序渐进地增加行走的活动量。

第6节　转移照护

轮椅是转运行动不便的老年人的常用工具，本节将介绍关于轮椅的种类及性能，识别异常情况并及时报告的方法等相关知识，以及使用轮椅转运老年人的操作流程和注意事项。

（一）使用轮椅转运老年人的观察要点

1. 轮椅的检查　轮椅使用前应进行检查，首先打开与收起顺畅，其次，刹车灵敏，充气轮胎的胎压正常。最后，坐垫、安全带、脚踏板等完好。

2. 轮椅打开与收起方法

（1）打开轮椅：双手握住轮椅两侧扶手外展，然后手掌向下按压轮椅坐垫即可打开。

（2）收起轮椅：双手握住坐垫中间的前后两端，同时向上提拉即可收起。

3. 使用轮椅的要点

（1）推轮椅时速度要慢，要叮嘱老年人的头及背向后靠，并抓紧扶手，勿向前倾或自行下轮椅。

（2）遇到障碍物或拐弯时，照护人员应提前告知并提示。

（二）识别异常情况并及时报告的方法

转运过程中，观察老年人表现并询问感受。如感觉疲乏或不适，应就近休息或尽快返回，通知医生。

（三）操作步骤

1. 操作前

（1）评估与沟通：向老年人说明配合要点，取得配合。评估老年人一般情况、活动能力及病情。

（2）准备：着装整洁，了解老年人一般情况、活动能力及疾病诊断。

1）环境准备：环境安静，光线充足，无障碍物。照护人员应确认床的高度，与轮椅的坐垫高度接近。

2）照护人员准备：着装整洁。

3）老年人准备：身体状况允许，穿防滑的鞋子。

4）物品准备：轮椅（轮椅必须带有刹车，脚踏板可折叠或拆卸，便于操作，保证老年人安全），必要时备毛毯。

2. 操作中

（1）协助老年人从床（或椅子、坐便器等）转移到轮椅

1）照护人员松开轮椅刹车，打开轮椅，推轮椅至老年人床旁，刹车制动，照护人员将轮椅靠近老年人身体健侧，轮椅与床夹角成30°～45°，刹车制动，脚踏板向上翻起。必要时，撤掉挡腿布。

2）老年人坐于床沿上，叮嘱老年人用健侧手臂扶住照护人员肩臂部。健侧下肢足跟与床沿平齐，照护人员屈膝下蹲，双手环抱老年人腰部或抓紧背侧裤腰，双腿用力带动老年人平稳站起。

3）照护人员以自己的身体为轴转动，带动老年人转体，将老年人移至轮椅前，平稳坐下。

4）叮嘱老年人扶好扶手，照护人员绕到轮椅后方，两臂从老年人背后腋下伸入，使老年人身体靠紧椅背坐稳。双足放在脚踏板上，系好安全带。

（2）轮椅推行方法

1）上、下坡道的轮椅推行方法：①上坡道：照护人员手握椅背把手均匀用力，两臂保持屈曲，身体前倾，平稳向上推行。②下坡道：采用倒退下坡的方法。照护人员叮嘱老年人抓紧轮椅扶手，身体靠近椅背。照护人员握住椅背把手，缓慢倒退行走。照护人员注意观察后方路况，避免摔跤。

2）上、下台阶的轮椅推行方法：①上台阶：脚踩踏轮椅后侧的杠杆，抬起前轮，以两后轮为支点，使前轮翘起移上台阶，再以两前轮为支点，双手抬车把带起后轮，平稳地移上台阶。②下台阶：采用倒退下台阶的方法。照护人员叮嘱老年人抓紧扶手，提起车把，缓慢地将后轮移到台阶下，再以两后轮为支点，稍稍翘起前轮，轻拖轮椅至前轮移到台阶下。

3）上、下电梯推行的方法：①上电梯：照护人员在前，轮椅在后，即轮椅以倒退形式进入电梯，并及时刹车制动。②下电梯：确认电梯停稳，松开刹车，推行出电梯。

（3）协助老年人下轮椅

1）活动结束或到达目的地，刹车制动。

2）轮椅与床（或椅子、坐便器等）夹角成30°～45°，刹车制动，脚踏板向上翻起。老

年人双足平稳踏在地面上，打开安全带。

3）叮嘱老年人身体前倾，健侧手臂扶住照护人员肩臂部。健侧下肢足跟与轮椅坐垫前沿平齐，照护人员屈膝下蹲，双膝夹紧老年人健侧膝部，双手环抱老年人腰部或抓紧背侧裤腰，双腿用力带动老年人平稳站起。

4）照护人员以靠近床侧足跟为轴转身带动老年人转体，将老年人移至床前，平稳坐下。

3. 操作后　整理用物：收起轮椅，推轮椅到指定存放处，收起轮椅并刹车制动，安置老年人，整理床单位。

4. 注意事项

（1）检查轮椅的轮胎气压充足，刹车制动良好，脚踏板翻动灵活，轮椅打开、闭合顺畅。

（2）推行过程平稳匀速。

（3）推轮椅时速度要慢，要叮嘱老年人的头及背向后靠，并抓紧扶手，勿向前倾或自行下轮椅。

（4）遇到障碍物或拐弯时，照护人员应提前告知并提示。

（5）老年人乘坐轮椅，每隔 30 分钟应变换体位，避免局部长期受压造成压力性损伤。

（6）寒冷天气可使用毛毯盖住老年人双腿进行保暖。

（7）转运过程中，观察老人表现并询问其感受。如感觉疲乏或不适，应就近休息或尽快返回，通知医护人员。

（8）进出门或遇到障碍物时，勿用轮椅撞门或障碍物。

（9）进出电梯时，老年人双手需要放到大腿上，不允许放在扶手上，避免被电梯门碰伤。

第 7 节　睡眠照护

睡眠是人类不可缺少的一种生理现象，睡眠也是老年人的基本生理需要，更是老年人获得健康的必要因素，故充足良好的睡眠对于维持老年人的身心健康至关重要。本节主要介绍老年人睡眠环境的布置及睡眠障碍的照护，从而提高老年人的睡眠质量。

一、睡眠环境布置

案例　6-10

刘奶奶，65 岁，生活能够自理的老人，入院记录显示，老人身体健康，精神状态良好，但今日查房，见刘奶奶正在卧床休息，但神情疲惫，情绪低落。刘奶奶反映对养老院的睡眠环境不适应。照护人员需了解刘奶奶的睡眠习惯，并为刘奶奶创造良好的睡眠环境。

问题：如何为老年人提供良好的睡眠环境？

老年人是否能够获得良好睡眠受多种因素影响，重点是环境因素的影响和老年人良好睡眠习惯的养成。改善睡眠环境，教会老年人养成良好睡眠习惯，以提高老年人的睡眠质量，促进老年人身心健康。

（一）老年人睡眠特点

正常睡眠是指在最佳睡眠时间，达到足够睡眠量，并且半小时内入睡，基本不醒或醒后能够很快再次入睡。觉醒后感觉精力充沛，情绪愉快。最佳睡眠时间一般为晚10点至次晨6点，老年人可稍提前，为晚9点至次晨5点。随着年龄的增长，机体结构和功能会不断发生退化，老年人的睡眠功能也会退化，老年人生理睡眠特点表现为以下几点。

（1）睡眠时间缩短：60～80岁的健康老年人，就寝时间平均为7～8小时，但睡眠时间平均为6～7小时。

（2）容易觉醒：老年人睡眠容易受到声、光、温度等外界因素及自身老年病产生的症状干扰，尤其是夜间明显，使睡眠变得断断续续。

（3）浅睡眠：即大脑未充分休息。老年人浅睡眠期增多，而深睡眠期减少，老年人年龄越大，睡眠越浅。

（4）早睡早起：老年人容易早醒，睡眠趋向早睡早起。

（二）老年人对睡眠条件的要求

1. 环境适宜

（1）室内环境温度及湿度：老年人的体温调节能力差，对温度的敏感性变差，老年人睡眠环境的温、湿度要求为：夏季室内温度保持在24～28℃，冬季室温在18～22℃，相对湿度以50%～60%为宜。

（2）声、光及色彩：老年人睡眠易受声光的影响，居住环境要保持安静，光线要暗。照护人员夜间操作及巡视做到走路轻、操作轻、关门轻、说话轻。睡眠时，宜选用遮光性较好的深色窗帘遮挡窗户，老年人睡前应关闭大灯，根据老年人需要可适当开启壁灯或地灯。墙壁颜色淡雅，可避免老年人情绪兴奋或焦虑。

（3）通风换气：在老年人入睡前进行居室的通风换气，清除室内异味及污浊空气，使老年人感觉呼吸顺畅。

（4）老年人居室设备：室内设备应简单实用，靠墙摆放，家具的转角应尽量选择弧形，以免夜间碰伤起夜的老年人。

（5）卫生间设置：应靠近卧室，卫生间内设置坐便器并应安置扶手，地面铺防滑砖。叮嘱老年人上床前排空大小便，避免和减少起夜对睡眠造成的影响。对于行动不便的老年人，在睡前将所需物品放置于适宜位置，如水杯、痰桶、便器等。

2. 床铺、被服舒适

（1）调整床铺高度在40～50cm，以适合老年人上下床为宜，根据老年人身高适当调整，床铺硬度适中。

（2）选用保温性能较好的棉芯被褥，薄厚随季节调整，松软适中，褥垫上平整舒适，无渣屑。

（3）枕芯太软或太硬都不舒适。舒适的枕头高度为6～9cm，高度应随老年人习惯适当调整，但不宜太高。

（三）操作步骤

1. 操作前

（1）评估

1）评估环境；清洁、安静、舒适、安全、光线充足，适合操作。

2）评估老年人：照护人员应评估老年人的意识状态、自理能力及身体状况，睡眠环境情况等。

（2）沟通：对于能够有效沟通的老年人，照护人员应询问老年人床号、姓名，了解老年人以往睡眠习惯及睡眠环境要求，并向老年人讲解即将准备的睡眠环境的要求，以取得老年人的同意及配合；对于不能进行有效沟通的老年人，应认真核对老年人的房间号、床号、床头卡、姓名。

（3）准备

1）照护人员准备：仪表端庄、着装整洁、修剪指甲、洗手。

2）物品准备：手消毒液，记录单、笔，必要时备毛毯。

3）环境准备：环境清洁、安静、舒适、安全，夏季调节室温至 24～28℃，冬季调节室温至 18～22℃，相对湿度在 60%。

4）老年人准备：排便、排尿、洗漱完毕。

2. 操作中

（1）通风：睡前将老年人，卧室窗户打开，通风 10 分钟，然后关闭窗户。

（2）调节温湿度：调节室内空调或暖气开关，调整温湿度，夏季调节室温至 24～28℃，冬季调节室温至 18～22℃，相对湿度在 60%。

（3）拉好窗帘，关闭电视：拉好窗帘，避免光线的进入，关闭电视，减少声音的刺激，避免影响老年人的睡眠。

（4）协助老年人上床就寝，盖好盖被。

1）能自理的老年人：照护人员扶着老年人坐在床上，协助老年人脱掉鞋子及相关衣物，协助老年人在床上平躺好。

2）不能自理（坐轮椅）的老年人：见轮椅的转运。帮老年人盖好被子。根据季节温度及老年人的需求盖好厚薄适宜的被子。

（5）调节光线：打开夜间地灯，关闭房间大灯。呼叫器放置于老年人枕边，依据老年人需要，床旁放置便器。

（6）询问需求：询问老年人需求，及时满足，问候晚安，照护人员退出房间，轻轻关门。

3. 操作后　整理用物，洗手，根据晚上巡视情况及时记录老年人睡眠时间及情况。晚上巡视期间发现老年人有任何异常情况及时处理。

4. 注意事项

（1）老年人睡前，卧室适当通风换气，避免空气浑浊或异味影响老年人睡眠。

（2）床铺高矮适合老年人上下床。

（3）被褥厚薄随季节调整，枕头不宜太高或太低，软硬度适中。

二、睡眠障碍照护

老年人睡眠障碍较为常见，睡眠障碍使老年人的精神状况及生活质量下降，照护人员应细心观察老年人的睡眠情况并予以记录，协助找出影响老年人睡眠障碍的原因，及时协助其解决，以提高老年人的睡眠质量。对严重睡眠障碍的老年人应通知医务人员，给予相应的医疗干预提升睡眠质量。

（一）老年人睡眠障碍的原因及表现

1. 老年人睡眠障碍的原因 睡眠障碍是指睡眠量不正常及睡眠中出现异常行为的表现，也是睡眠和觉醒正常节律性交替紊乱的表现。它可由多种因素引起，包括睡眠失调和异常睡眠。睡眠障碍会导致大脑功能紊乱，对身体造成多种危害，严重影响身心健康，容易出现头晕、头痛、心慌、烦躁等现象，还可能导致反应迟缓、记忆力减退、免疫力下降、易衰老，诱发多种疾病，如心血管疾病、糖尿病、肿瘤等。在老年人中常见原因有以下几种：

（1）生活环境的改变，如老年人的卧室、床具发生变化，造成老年人睡眠障碍。

（2）老年人爱操心，容易导致紧张、焦虑、难以入睡、睡眠中多梦、睡眠质量差。特别是遇重大压力时精神负荷增大，老年人更难以安睡。

（3）因患病导致只能采取被动体位或不能自理，未能及时翻身，使老年人长时间处于一种卧姿，易造成肌肉疲劳，难以入眠。

（4）有些老年人长期饮用咖啡、浓茶等刺激性饮品，会使老年人出现暂时性兴奋，扰乱正常睡眠，久了就会导致睡眠障碍。

（5）老年人因长期服用安眠药，养成习惯性、依赖性，甚至出现抗药性，更使老年人陷入长期睡眠障碍的困境。

（6）老年人患病时，留置输液导管、各种引流管造成牵拉不适。

（7）疼痛是最不愉快的感受，尤其影响睡眠。老年人出现诊断明确的疾病性质的疼痛应遵医嘱给予止痛药。

（8）入住养老机构的老年人，两人或多人共同居住，可能会互相干扰，也是造成老年人睡眠障碍的原因。

（9）老年人随年龄增长，动脉硬化，血液黏稠，脑部血流减少；脑部供氧不足容易引起脑代谢控制失调，也会引起睡眠障碍。

（10）患精神疾病的老年人常伴有睡眠障碍症状。

2. 老年人睡眠障碍的常见表现 老年人睡眠障碍属于睡眠失调（睡眠型态紊乱）中的一种，其表现形式有以下几种：

（1）入睡困难：上床后持续30～60分钟及以上不能入睡，或想睡却很清醒，而且持续数天或更久。

（2）睡眠中断：即睡眠中途觉醒。睡眠过程中觉醒多次，没有熟睡的感觉。

（3）多梦：夜间经常做梦，一般不留记忆或对梦境有断断续续不完整的记忆。

（4）早醒：清晨、天没亮就醒；或入睡后没多久就醒来，醒后就再也无法入睡。

（5）彻夜不眠：夜间卧床睡眠，但外界声响都能听到，虽躺在床上而意识清醒，感觉也迷迷糊糊。

老年人常有上述几种睡眠障碍的表现形式，可一种或几种形式同时存在。

（二）老年人睡眠障碍的观察

1. 一般睡眠状况　入睡时间、觉醒时间与次数、总睡眠时间、睡眠质量等。

2. 异常睡眠状况　入睡困难、不能维持睡眠、昼夜颠倒现象、睡眠呼吸暂停、夜间阵发性呼吸困难、嗜睡等。

3. 异常睡眠记录内容　包括床号、姓名、睡眠一般情况（入睡时间、觉醒时间与次数、总睡眠时间、睡眠质量）、老年人主诉、异常睡眠的表现、有无采取助眠措施等。

（三）识别异常情况并及时报告

照护人员应主动倾听老年人的主诉，设法解除和控制老年人身体不适，但出现如头晕头痛、呼吸困难、胸闷、剧烈疼痛等无法解决的情况时，应及时报告医生或护士，并做好记录。记录内容包括时间、老年人睡眠障碍的表现、处理措施、处理结果等。

（四）睡眠障碍的照护

睡眠障碍会对老年人造成生活困扰，致使生活质量下降，除疾病原因需积极医治原发病外，还应做好老年人睡眠方面的指导，使老年人养成良好的睡眠习惯，改善睡眠状况。

1. 指导老年人养成良好睡眠习惯

（1）每天按时起床就寝（包括节假日），午睡30～60分钟，不宜多睡。

（2）按时进食，晚餐吃少，不宜过饱。晚餐后或睡前不食用和饮用对中枢神经系统有兴奋作用的食物、饮料，减少饮水量。

（3）睡前避免阅读有刺激性的书报、杂志。避免看情节刺激、激烈的电视节目，不要在床上读书、看报、看电视。睡前做身体放松活动，如按摩、推拿、气功、静坐等。

2. 安排舒适的睡眠环境　保持老年人卧室清洁、安静，远离噪声，避开光线刺激等。

3. 促进老年人身体的舒适，诱导睡眠

（1）睡前洗漱，排空大小便，穿着宽松睡衣。

（2）协助老年人创造有利于睡眠的条件反射机制。如睡前半小时洗热水澡、泡脚、听节奏缓慢的音乐、喝一杯牛奶等。只要长期坚持，就会建立起入睡条件反射。

（3）为老年人选择合适的寝具。如床要软硬合适，枕头应高低合适、软硬适中。成人的枕高通常为6～9cm，枕高的高度可随老年人习惯适当调整，但不宜太高。侧卧时枕高应与肩宽相同，避免影响睡眠。

（4）根据老年人情况采取适宜的睡眠姿势，如患心脏病的老年人睡眠要取半卧位，增加肺活量，减少回心血量，改善呼吸；肺部及胸腔疾病应采取患侧卧位睡眠，可以减少因呼吸运动造成的胸痛，也可使健侧的肺活量不受影响。

4. 心理安慰 老年人在睡觉前有未完成的事情或不愉快的事情，照护人员应耐心倾听并尽量协助老年人解决，如果解决不了，可以帮助老年人记录下来，减少就寝后的惦念。

第 8 节 热水袋保暖

冷热应用是老年照护中常用的一种物理方法。冷和热对人体是一种温度刺激，无论用于局部或全身，都可引起皮肤和内脏的血管收缩或扩张，改变体液循环和新陈代谢。冷的应用是指用比人体温度低的物体（固体、液体或气体）使皮肤的温度降低，以达到给高热老年人降温的目的。热的应用是指用比人体温度稍高的物体（固体、液体或气体）使皮肤的温度升高，以达到促进老年人血液循环、给老年人取暖的目的。

一、热水袋类型

1. 橡胶热水袋 是以橡胶制成的袋囊，在袋囊中装入热水，放置所需部位，达到取暖的目的。

2. 电热水袋 将电热水袋平放于干燥水平台面上，连接电源充电大约 5 分钟，充电指示灯灭后断开电源即可放置在所需部位，用于取暖。

3. 其他致热用物 如暖宝宝，使用前，去掉外袋，让内袋（无纺布袋）充分暴露在空气中，贴至所需部位立刻就能发热。

二、热水袋保暖的安全使用

（一）使用热水袋可能出现的危害

热水袋使用不慎会造成烫伤，因为热水袋虽然基础温度不高，但皮肤长时间接触高于体温的低热物体，如接触 70℃的温度持续 1 分钟，接触近 60℃的温度持续 5 分钟以上时，就会造成烫伤，这种烫伤就叫作低温烫伤。低温烫伤和高温引起的烫伤不同，创面疼痛感不十分明显，仅在皮肤上出现红肿、水疱、脱皮或者发白的现象，面积也不大，烫伤皮肤表面看上去不太严重，但创面深，严重者甚至会造成深部组织坏死，如果处理不当，严重会发生溃烂，长时间无法愈合。

（二）热水袋的安全使用方法

1. 热水袋表面不能用锐器刺压，不能强力摔打，以免破裂、漏液造成伤害，如出现破损、漏液现象不能使用。

2. 在使用热水袋取暖时，一定要把盖拧紧，在热水袋外面套一个防护布套，防止烫伤。

3. 老年人使用时要注意水温不要太热，一般以 50℃为宜，使用时间不要太长，禁止和皮肤直接接触，热水袋应放置于足旁而不是足上；最好是睡觉前放在被子里，睡觉时取出来。

4. 糖尿病、脊髓损伤或脑卒中的老年人由于存在感觉、运动功能障碍，常伴有痛觉、温觉的减退或消失，极易发生意外烫伤，不宜使用热水袋。

5. 电热水袋使用时应避免袋内水温不均，充电时可以轻轻摇动袋身，让袋内水温均匀。

（三）操作步骤

1. 操作前

（1）评估：评估老年人有无感觉、运动功能障碍，痛觉、温觉的减退或消失，有无皮肤破损情况。

（2）沟通：向老年人解释应用热水袋的目的、方法，以取得配合。

（3）准备

1）照护人员准备：仪表端庄，着装整洁，修剪指甲，洗手。

2）老年人准备：排便、排尿、洗漱完毕。

3）物品准备：热水袋 1 个、水壶（内装 50℃左右温水）、布套 1 个、水温计、毛巾 1 块，记录单 1 份、笔 1 支等。

4）环境准备：清洁、安静、舒适、安全，调节室温至 18～22℃，相对湿度在 60%。

2. 操作中

（1）灌热水袋：检查热水袋外观是否完好，往量杯中先倒入少量冷水，一手持热水袋袋口边缘，另一手灌入热水至 1/2～2/3，边灌边提高热水袋口端以防热水外溢。取水温计正确测量水温，使温度调节至 50℃，将热水袋口端逐渐放平，见热水达到袋口即排尽袋内空气，旋紧塞子，用毛巾擦干热水袋外壁水迹；倒提热水袋并轻轻挤压有无漏水，将热水袋全部装入布套内。

（2）放置热水袋：携热水袋至老年人床旁，再次检查热水袋有无漏水。掀开被尾放置于距离足部或身体 10cm 处。袋口朝向身体外侧或依老年人喜好将热水袋放置在铺好的被子里的适宜位置，如腰部或足部的位置，放好后，应告知老年人热水袋已经放置好，避免触及，感觉不适时，按铃呼叫照护人员。放置热水袋期间照护人员加强巡视。

使用热水袋过程中要经常巡视，观察局部皮肤，如有潮红，应立即停止使用，并局部降温以保护皮肤，及时报告。

（3）取出热水袋：用热水袋 30 分钟后，取出热水袋，询问老年人是否还需要，观察老年人用热水袋后肢体是否温暖，用热水袋周围皮肤有无潮红、水疱等烫伤的迹象。

3. 操作后

（1）帮助老年人整理床单位，协助老年人躺卧舒适，将被子盖严、床铺整理好，被子应盖好，避免被子温度下降。

（2）整理用物，将热水袋内的水倒空，倒挂晾干后吹入空气旋紧塞子，放在阴凉干燥处备用。

（3）洗净双手，记录。记录内容包括热水袋放置时间、取出时间，老年人用热后的情况。

4. 注意事项

（1）老年人使用热水袋，水温应调节至 50℃，热水袋外套布套，避免与皮肤直接接触，防止烫伤。

（2）使用热水袋过程中应密切观察老年人的皮肤状况，如发现发红、水疱等烫伤情况，应立即停止使用并进行局部降温处理。

（刘丹丹　林　清　阳玉群　秦宗娟）

第七章　常见老年综合征的保健

第1节　肌　少　症

案例　7-1

67岁的李大爷因惧怕肥胖会带来各类疾病，近7年来不敢吃鸡肉、鸭肉，不敢碰鱼、猪肉等，刻意过上禁荤的素食生活。他和许多人一样坚信“千金难买老来瘦”，认为瘦是健康的象征，认为身体瘦了，体重轻了，就不会有高血压、高血脂、高血糖。因长期素食，李大爷渐渐消瘦，出现走路不稳的现象。

问题： 1. 李大爷的观念是否正确？

2. 如何预防老年人肌肉衰减症？

一、概　　述

肌少症又称为肌肉减少症，是老龄化进程中以骨骼肌质量和力量下降为特征的综合征。骨骼肌减少对人体健康的影响是多方面的。肌肉质和量的减少，可引起活动能力下降，致跌倒、骨折风险增加，日常生活能力和生活质量下降。骨骼肌是人体最大的蛋白质储存库，在应激、饥饿或营养不足时，能为其他重要脏器的蛋白质合成不断供应氨基酸，同时会影响人体抗病能力和疾病恢复过程。骨骼肌是人体主要的糖代谢场所，骨骼肌减少与胰岛素抵抗及2型糖尿病的发病有关，也有研究发现，骨骼肌减少作为独立危险因素与心血管疾病相关。肌少症与老年人的不良预后有关，与老年人致残率和死亡率增加、住院时间延长、失能相关。

肌少症的发生是机体骨骼肌合成代谢和分解代谢失衡的结果，与年龄相关的性激素水平、线粒体功能下降、细胞凋亡、神经系统的退行性疾病如神经元丢失、患多种慢性疾病、体内炎症状态、运动减少及营养不良等多种因素有关。另外，肌少症也与低BMI、低体重有关，当蛋白质和（或）能量摄入不足时骨骼肌分解代谢增加，充足均衡的营养摄入是保证肌肉质量的必要条件。衰老的机体合成代谢能力下降，因此，需要更多的蛋白质摄入才能促进机体骨骼肌的蛋白质合成反应。

二、临 床 表 现

欧洲老年人肌少症工作组（European Working Group on Sarcopenia in Older People，EWGSOP）提出，诊断肌少症不但要有肌肉质量减少，要同时存在肌肉力量和（或）躯体功能的下降，并提出肌少症分 3 个期：肌少症前期，指仅有肌肉质量减少，而肌肉力量和躯体功能尚正常；肌少症期，指有肌肉质量减少，伴有肌肉力量或躯体功能下降，患者感乏力，活动能力下降，易跌倒；严重肌少症期，指肌肉质量、肌肉力量和躯体功能均有明显下降，站立不稳，行走困难。

三、筛查和诊断

（一）肌少症的筛查对象

社区 65 岁以上的老年人建议进行肌少症的筛查，重点筛查对象为：①有明显的躯体功能异常、力量下降、“健康”情况下降、自诉有活动困难的老年人。②有反复跌倒史的老年人。③近期有非计划性的体重下降（＞5%）的老年人。④住院后出院的老年人。⑤患有其他慢性疾病的老年人，如患 2 型糖尿病、慢性心力衰竭、慢性阻塞性肺病、慢性肾病、类风湿关节炎和癌症。

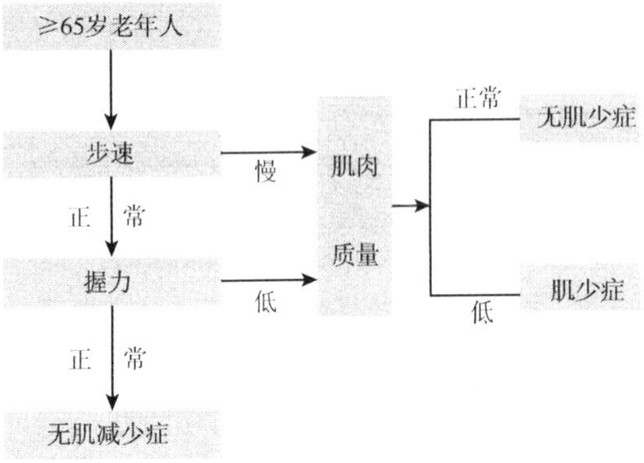

图 7-1 肌少症诊断流程

步速：＜1m/s；握力：男性＜26kg，女性＜18kg；肌肉含量测定：①DEXA，女性＜5.4kg/m^2、男性＜7.0kg/m^2，②BIA，女性＜5.7kg/m^2、男性＜7.0kg/m^2。

（二）肌少症的诊断

在肌少症诊断流程方面，EWGSOP 提出的诊断流程最明确、临床应用最广泛，见图 7-1。肌肉质量评定指标是应用四肢骨骼肌指数，即四肢骨骼肌质量（kg）/身高（m）^{2}，肌肉含量的测定方法：双能 X 射线吸收方法（DEXA）是金标准，该法有放射性，使用时有空间和场所的限制，另一种广为使用的方法是生物电阻抗法（BIA），方便在社区和门诊使用。

四、治 疗

肌少症的发生与多种因素相关，其中很多因素是不可逆的，肌少症的干预措施主要包括营养治疗、运动疗法和药物治疗三个方面，其中营养治疗是重要的组成部分，是所有干预过程的基石。

（一）营养治疗

1. 营养评估 临床工作中，医务人员要常规对老年人进行营养风险评估，可以使用微型营养评定法（MNA），对有营养风险的老年人，应予以针对性的干预。以便尽早发现营养问题，早干预，避免预后不良。

2. 保证充足的能量摄入 足够的热能摄入是保证肌肉质量的必需条件；医务人员要了解老年人的食欲、咀嚼功能、饮食习惯、食物摄入量和体重的变化，注意是否患有其他影响进食的疾病，如咀嚼功能异常的要佩戴义齿等；对于能量摄入不足的老年人，可口服营养补充剂（oral nutritional supplement，ONS），优质的营养补充剂比普通食物能量密度高，营养全面、均衡，并且方便老年人根据个人需求随时服用。

3. 摄入充足的优质蛋白质 应多选用牛奶、鸡蛋、牛肉、鸡肉、花生、黄豆等富含优质蛋白的食物，并保证优质蛋白占50%以上。富含充足亮氨酸等支链氨基酸的优质蛋白质能促进肌肉蛋白质的合成。老年人蛋白质推荐摄入量是每千克体重1.0～1.5g。必要时补充乳清蛋白，它不仅是优质蛋白，而且易吸收，是促进肌肉合成的“快蛋白”，富含支链氨基酸和必需氨基酸及多种生物活性成分，刺激肌肉蛋白质合成的同时促进脂肪燃烧，具有增肌燃脂的作用。可以在每天两餐之间或锻炼后额外补充乳清蛋白营养制剂，每次摄入15～20g。

4. 在控制总脂肪摄入量的前提下，增加富含ω-3的多不饱和脂肪酸的食物摄入，如深海鱼油和一些海产品。

5. 多吃富含抗氧化营养素的食物，适当服用膳食补充剂，如维生素C、维生素E、胡萝卜素和硒等。

6. 补充维生素D，可以通过口服、肌内注射维生素D，增加日晒等途径补充。

（二）运动疗法

研究证明运动有确切的疗效：老年人除应坚持每周3次，总运动时间至少为150分钟的有氧运动锻炼外，每周至少还要进行3次持续时间在20～30分钟的抗阻运动，如坐位抬腿、静力靠墙蹲、举哑铃、拉弹力带等。患慢性病的老年患者则要根据自身健康情况尽可能多地活动。

（三）药物治疗

β-羟基甲基丁酸（HMB）是亮氨酸的代谢产物，可以降低肌肉降解速度，可在急性应激如运动量剧增、急性营养不良和严重的免疫应激时使用。在足量优质蛋白质摄入的基础上每日补充HMB 2g可用于治疗肌少症，其他的治疗措施，如使用肌酸、抗氧化剂、长链ω-3脂肪酸、睾酮、雌激素、生长激素和血管紧张素转化酶抑制剂，则有待进一步研究。

五、肌少症的预防措施

1. 自发育成熟开始应避免体重过重或过低，保持体重稳定。

2. 树立正确的营养观。摄入均衡全面的营养，优质蛋白的摄入量为 1.0～1.5g/（kg·d），危重症患者则需要 2.0g/（kg·d），每日 3 餐均匀摄入（每餐摄入蛋白质 25～30g，含有亮氨酸 2.5～2.8g）。老年人缺乏维生素 D 很常见。维生素 D 受体在人体肌肉组织中有表达，该受体激活可促进肌肉蛋白质合成。体内 25-羟维生素 D 水平低的老年人补充维生素 D 能够改善肌力和躯体功能，降低跌倒风险。预防和治疗肌少症，每日可补充维生素 D_3 800IU，体内血清 25-羟维生素 D 水平达到 75nmol/L 以上可维持肌肉健康。

3. 长期坚持科学的运动。

第 2 节　衰　弱　症

案例　7-2

刘奶奶今年 69 岁，去年一年，在未曾刻意减重的情况下，体重自 55kg 下降至 51kg，近一周刘奶奶觉得做日常生活中的每件事都很吃力，早晨去买菜时行走至 300 米时即感脚软，不伴气喘、胸闷及关节痛，休息后可好转；做晚饭时连续站立超过 20 分钟时需坐下休息。

问题：该患者出现了什么症状？该如何进行健康指导？

一、概　　述

衰弱是指随着增龄，老年人多系统、多个器官组织生理功能衰退，造成器官功能储备能力降低、维持自体稳态能力降低、抵抗应激的能力下降时的一种状态或一组综合征。衰弱状态下，外界较小的刺激即可引起临床事件的发生，其主要特点为机体易损性增加和疾病的易感性增加。

衰弱发生的最根本原因尚未明确，目前认为，衰弱的发生与机体内在的老化密切相关，老化是人出生以来分子和细胞水平发生的损害（自由基、氧化应激、细胞衰老表观遗传学改变和线粒体损伤）累积的结果。衰弱的发展取决于疾病与老化的生理过程的相互作用，受到基因、环境和生活方式的影响。人体器官有强大的储备功能，包括抗老化和抗病所需要的生理储备功能，当损害累积到一定程度时，会导致器官系统的生理功能下降，当达到维持最基本需要的临界值时，一个小小的应激原就会打破这个平衡，并可产生级联效应，发生多系统的功能异常。

衰弱的发生与肌肉-神经-内分泌-免疫系统所构成的庞大的自稳态网络密切相关，这些系统出现功能损害是衰弱强有力的预测因子。

二、临床表现和意义

（一）衰弱症的临床表现

1. 非特异性表现　如极度疲劳，行动缓慢，活动能力下降、活动次数减少、丧失独立性。此外，如果出现不明原因的体重下降、易感染等情况时要注意老人是否有衰弱状态。

2. 特异性表现　跌倒、谵妄及间歇性失能也提示有衰弱的表现。衰弱与衰老相关，是衰老的表现之一。

3. 其他　对于患有多种慢病、抑郁、认知损伤的老年人要警惕这些疾病也可能是衰弱的表现，要及时进行衰弱的评估。

（二）衰弱症的临床意义

1. 衰弱与失能相关　衰弱可以导致失能；也可由于疾病或不适当治疗或过度治疗而产生衰弱或加重衰弱。

2. 衰弱与老年人疾病预后相关　衰弱老年患者是一个特殊的高危群体，任何应激如发热、流感、丧偶、住院或手术均易导致病情恶化。衰弱症是老年人预后不良的最高危因素，如导致致残率、跌倒率、住院率增加和住院时间延长、死亡率增加。

3. 衰弱增加不良事件风险　部分衰弱老人可能没有失能和疾病，但发生不良事件的风险增高，更容易发生跌倒、谵妄和压疮等。

筛查衰弱症具有重要意义，其目的在于：①早发现、早干预，可以逆转或延缓患者的失能状态。②实施针对高龄衰弱患者的护理方案，维护患者安全，预防不良结局。③判断预后，为制订个体化诊疗决策提供依据。

三、诊断与评估

衰弱的诊断标准：常用的是 Fried 衰弱症诊断标准（表 7-1），在 5 条标准中，符合 1～2 条，考虑衰弱前期，满足 3 条可以诊断衰弱。另一种快速简易可行的筛查方法，即衰弱问卷（衰弱筛查表），一共有 5 个问题，5 个问题中符合 1～2 条，考虑衰弱前期，满足 3 条考虑衰弱。适用于在基层医疗机构和养护机构中进行衰弱的筛查。

表 7-1　Fried 衰弱症诊断标准与中国台湾地区改良标准

Fried 衰弱症诊断标准	中国台湾改良标准
1. 1 年内体重减轻≥3kg 或≥5%	相同
2. 自觉疲惫：	相同
（上周内超过了 3 天）以下 2 个问题之一的回答为“是”：	
①我做任何事都觉得费力；②我缺乏干劲	
3. 肌力下降：握力（kg）取决于性别和 BMI（kg/m^2）：	男≤23；女≤14
男≤29～32；女≤17～21	
4. 躯体功能下降：步速减慢（15 英尺或 4.5m）	男≥7 秒（≥0.65m/s）
男≤173cm，≥7 秒；＞173cm，≥6 秒；	女≥7 秒（≥0.65m/s）
女＜159cm，≥7 秒；＞159cm，≥6 秒	
5. 躯体活动量降低：男＜ 383kcal/w；女＜70kcal/w	相同

注：符合 0 项，无衰弱；符合 1～2 项，为衰弱前期；满足 3 项，可以诊断衰弱。

（采用国际体力活动问卷，引自中国台湾阳明大学刘影梅）

四、预防与干预

（一）一级预防

一级预防就是针对衰弱的危险因素所采取的预防措施以防止衰弱的发生。良好的生活习惯、合理的膳食、科学的体育锻炼尤为重要。中等强度的有氧运动、循序渐进的力量训练、柔韧性和平衡练习等可以有效地阻止老年人衰弱的发生和发展。合理膳食、适量运动、戒烟限酒、心理平衡是对衰弱一级预防的最好的总结。

（二）二级预防

衰弱的二级预防就是早发现、早评估、早干预，可采用普查、筛检、定期健康检查来实现。其目的主要是阻止衰弱老年人残障的发展，改善预后。需每年对老年人进行健康问题筛查，进行全面的专业的老年综合评估和管理，包括慢病、多重用药、老年综合征（衰弱、肌少症、抑郁、痴呆、疼痛、跌倒、营养不良等）与社会环境因素等。

（三）三级预防

衰弱的三级预防主要是对症治疗、康复治疗和老年照护，以缓解症状，减少残障，促进功能恢复，提高生存质量，延长寿命，降低病死率。衰弱老年人常有多系统、多器官疾病并存，病情复杂，身体状况脆弱，因此，需要在现代老年病学理念的指导下，进行多学科合作，制订科学、合理、个体化的治疗、康复和护理方案。

综上，衰弱是个体内自体稳态平衡储备能力受到损害的综合反应。衰弱症老年人的临床表现不典型，且病理生理机制未完全明确，故目前认为尽可能维持个体内在的稳态平衡比治疗某个疾病更有益。

第3节 便　　秘

案例 7-3

韦奶奶，81岁，与伴侣及保姆同住，小学文化。退休前为单位图书室管理员。家务由保姆完成，不爱活动，日常娱乐是在居住社区的棋牌室与其他老人打麻将，边打麻将边嗑瓜子，喝浓茶，不爱喝水。平日在家大部分时间是看书报或电视节目。喜欢吃肉，不爱吃蔬菜，嗜辣。近几年，韦奶奶自觉排便困难，每周排便2～3次，大便干结，以往使用在药店购买的开塞露塞肛可使上述症状缓解，近段时间自觉效果不佳，食欲略有下降，故前来就诊。

问题： 1. 韦奶奶的排便出现了什么问题？

2. 针对韦奶奶出现的问题，我们应该如何护理？

一、概　　述

（一）概念

便秘（constipation）是指大便次数减少，一般每周少于3次，伴排便不畅和排便困难、粪便干结。便秘是老年人临床上常见的症状，且患病率随年龄的增长而增加。老年人便秘属于慢性便秘，慢性便秘（chronic constipation）是一种常见的老年综合征，表现为排便次数减少、粪便干结和（或）排便困难，目前主要根据罗马Ⅳ（Rome Ⅳ）标准和患者主诉进行诊断，即诊断前症状出现6个月，其中至少近3个月有症状，且有1/4的排便情况符合下列2项或2项以上：①排便费力。②干球粪或硬粪。③排便不尽感。④肛门直肠梗阻感和（或）堵塞感。⑤甚至需手法辅助排便。⑥每周排便少于3次。

（二）老年人便秘的类型

1. 慢性功能性便秘　慢性功能性便秘是老年人最常见的便秘类型，根据患者的肠道动力和直肠肛门功能改变的特点分为4个亚型。

（1）慢传输型便秘：老年人结肠动力减退，主要表现为排便次数减少、粪便干硬、排便费力。

（2）排便障碍型便秘：称为出口梗阻型便秘，主要表现为排便费力、排便不尽感、排便时肛门直肠堵塞感、排便费时，甚至需要手法辅助排便等。此型便秘在老年人中多见。

（3）混合型便秘：患者同时存在结肠传输延缓和肛门直肠排便障碍的证据。

（4）正常传输型便秘：多见于便秘型肠易激综合征，腹痛、腹部不适与便秘相关，老年人较少见。

2. 器质性疾病相关性便秘　导致老年人慢性便秘的常见器质性疾病分类如下。

（1）肠道疾病：肿瘤、憩室病、痔疮、肛裂、炎症性肠病、肠结核、直肠脱垂、直肠膨出、腹腔肿瘤或其他外压性疾病所致肠梗阻、既往有炎症性或外伤性或放射性或手术所致的肠道狭窄、盆腔或肛周手术史等。

（2）神经系统疾病：脑血管疾病、多发性硬化、帕金森病、脊髓损伤、自主神经病变、认知障碍、痴呆等。

（3）肌肉疾病：淀粉样病变、硬皮病、系统性硬化症等。

（4）电解质紊乱：低钾血症、高钙血症、高镁血症等。

（5）内分泌和代谢疾病：糖尿病、甲状腺功能减退、甲状腺功能亢进等。

（6）心脏疾病：充血性心力衰竭等。

3. 药物相关性便秘　老年人常用的可引起或加重便秘的药物有阿片类镇痛药、三环类抗抑郁药、抗胆碱能药物、抗组胺药、抗震颤麻痹药、神经节阻滞剂、非甾体抗炎药、含碳酸钙或氢氧化铝的抗酸剂、铋剂、铁剂、钙拮抗剂、利尿剂及某些抗菌药物等。

（三）危险因素

1. 液体摄入因素　老年人口渴感觉功能下降，即便体内缺水也不一定会感到口渴，每天总液体量（包括食物内的水分）摄入少于1.5L时，水分被过度吸收，肠道内水分减少，造成粪便干结及粪便量减少而发生便秘。

2. 饮食因素

（1）老年人由于牙齿松动、脱落、缺损，咀嚼功能减退，饮食往往过于精细，纤维素摄入不足（＜25g/d），对肠壁的刺激减少，进而影响结肠传输时间、肠蠕动频率及粪便量。

（2）老年人机体基础代谢率低，摄入的食物较少，产生的粪便过少，肠内容物不足以刺激正常的肠蠕动而引起便秘。

3. 活动因素 活动量减少增加便秘的风险。老年人由于长期缺乏运动，肠道蠕动功能减退，粪便在肠道内滞留时间过长，过多的水分被吸收，结果导致大便干结，诱发和加重便秘。此外运动减少导致腹肌萎缩、肌力降低，屏气时易乏力，也不利于排便。活动量减少导致的便秘在衰弱及久病卧床的老年住院患者中最为常见。

4. 环境因素 不适宜的排便环境，如缺乏私密性、不能独立如厕、需要他人协助排便、厕所设施不便利等，均可诱发或加重便秘。

5. 精神心理因素 老年人常同时面临多病、丧偶或独居等问题，焦虑、抑郁等心理因素以及不良生活事件对老年人的生活质量造成了较大的负面影响。精神心理因素会影响胃肠道的感觉、运动和分泌功能，通过对副交感神经的抑制，钝化排便反射，诱发或加重便秘。

6. 排便习惯 部分老年人因不能在有便意时及时排便或因一些原因造成无意识地抑制排便，使排便反射感觉降低，导致排便不畅。

7. 社会支持 与老年人其他慢性疾病一样，老年人慢性便秘与社会支持关系密切，增加社会支持可以降低老年人便秘的发病率。

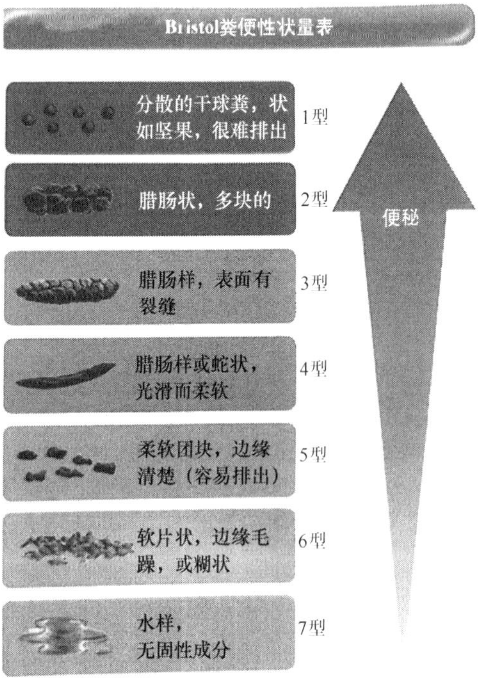

图 7-2 Bristol 粪便性状量表

二、临床评估

（一）便秘症状及粪便性状

便秘症状包括排便次数、排便习惯及排便困难的程度等，是否伴随腹胀、腹痛、腹部不适及胸闷、胸痛、气急、头晕等症状；粪便性状可采用Bristol粪便性状量表（图7-2）进行评估。

（二）便秘严重程度评估

轻度：症状较轻，不影响日常生活，可通过整体调整、短时间用药等恢复正常排便；重度：便秘症状重且持续，严重影响工作、生活，需要药物治疗，不能停药或药物治疗无效；中度：介于轻度和重度之间。难治性便秘又称慢性顽固性便秘，属于重度便秘，指经药物及各种非手术治疗难以奏效、可能需要手术治疗的患者，常见于出口梗阻型便秘、结肠无力、重度肠易激综合征（irritable bowel syndrome，IBS）患者。

（三）其他评估

1. 评估报警征象及体格检查 如：食欲和体重变化、腹痛、腹部包块、排便习惯改变等。

2. 便秘相关器质性疾病 通过仔细询问病史、体检等辅助检查，对前述可能引起便的器质性疾病予以鉴别。了解患者是否可能因结肠、直肠肿瘤导致肠腔狭窄引起排便困难。

3. 共病与全身状况 健康老年人肠内粪便运转至直肠的时间＜5 天，而衰弱老年人可长达 8 天，必要的时候可采用衰弱评估量表对老年人进行衰弱评估，另外，盆底结构的老化、直肠前突、直肠黏膜脱垂及老年女性会阴下降等局部结构的改变，也可导致老年人慢性便秘。

4. 用药情况 询问可能导致便秘的药物、泻药服用情况，长期服用泻药可导致结肠运动功能减弱，甚至失去自行排便的功能。

5. 认知功能 便秘随认知功能障碍的加重而加重，可采用简易智力状态检查量表（MMSE）了解患者的认知功能状况，有利于制订个体化的便秘干预措施。

6. 筛查检查 血常规、粪常规应作为老年便秘患者的常规检查和定期随访的指标之一。对严重慢性便秘的老年患者应进一步行大肠镜、血生化、甲状腺功能等检测及相关影像学检查，明确便秘是否为器质性疾病所致。

三、预防与干预

（一）生活方式调整

生活方式调整是老年人便秘最常见、最经济、最基础的干预方法，包括足够的膳食纤维摄入、足够的水分摄入、合理运动及建立正确的排便习惯四个方面。

1. 足够的膳食纤维摄入 膳食纤维的摄入应≥25g/d，富含膳食纤维的食物常口感较差，鲜、嫩的蔬菜瓜果富含可溶性纤维、维生素和水分，应成为慢性便秘老年人膳食的重要组成部分，纤维素可促进肠蠕动，从而改变排便性状，缓解、预防便秘。

2. 足够的水分摄入 老年人应养成定时和主动饮水的习惯，尤其每天清晨饮 1 杯温开水或淡盐水可较好地刺激胃结肠反射而达到促进排便、缓解便秘的作用。每天的饮水量以 1500～1700ml 为宜，每次 50～100ml，推荐饮用温开水或淡茶水，夏天或其他因素造成从呼吸道、皮肤流失水分增多，可适当增加每日水摄入量。

3. 合理运动 散步、打太极拳、做操等形式不限，以安全（不跌倒）、不感觉劳累为原则。避免久坐，对卧床患者，即便是坐起、站立或能在床边走动，对排便都是有益的。

4. 建立正确的排便习惯 ①与患者共同制订按时排便表，利用生理规律建立排便条件反射，每天定时排便。②结肠活动在清晨、餐后最为活跃，建议患者在晨起或餐后 2 小时内尝试排便。③排便时集中注意力。④减少外界因素的干扰。

（二）药物治疗及观察要点

老年人要在医生的指导下使用通便药物，切不可自行用药，引起便秘的因素很多，应有针对性地用药。另外，老年人个体敏感程度不同，不要因短时间内未排便而追加剂量，以免引起腹泻，危害健康。使用通便药物期间，应注意观察药物不良反应。

1. 轻度便秘的老年患者 可使用容积性泻药，容积性泻药在肠道内不被吸收，通过滞留粪便中的水分，增加粪便含水量和粪便体积，使粪便变得松软，从而易于排出。代表药物有欧车前、麦麸、车前草、甲基纤维素及聚卡波非钙。用药过程中应注意补充 2500ml 水分。该类泻药与华法林、地高辛、抗生素等同时服用时可能会影响后者的吸收。

2. 轻度和中度便秘的老年患者 可使用渗透性泻药，这类药物口服后在肠道内形成高渗状态，保持甚至增加肠道水分，使粪便体积增加，同时刺激肠道蠕动，促进排便，常用药物有乳果糖、聚乙二醇及盐类泻药（如硫酸镁等），盐类泻药过量应用会导致电解质紊乱，如硫酸镁可引起高镁血症等，因此建议老年人及肾功能减退者慎用。

3. 合并有慢性心功能不全和肾功能不全的老年便秘患者 乳果糖有助于促进肠道有益菌群的生长，通过保留水分，增加粪便体积，进而刺激结肠蠕动，保持大便通畅，缓解便秘，乳果糖口服后几乎不被吸收，可以原型到达结肠，继而被肠道菌群分解代谢，一般可长期服用，特别适用于合并有慢性心功能不全和肾功能不全的老年便秘患者。

4. 排便障碍型便秘以及粪便干结、粪便嵌塞的老年患者 可使用润滑性药物，代表药物有甘油、液状石蜡、多库酯钠等，适合于年老体弱及伴有高血压、心功能不全等排便费力的患者。口服药物或制成灌肠剂，10～50ml/次，润滑并刺激肠壁，软化粪便，对于排便障碍型便秘以及粪便干结、粪便嵌塞的老年患者更安全有效。由于液状石蜡可干扰人体脂溶性维生素的吸收，对于吞咽困难的老年患者有误吸导致吸入性肺炎的危险，应尽量避免口服。

5. 老年人慢传输型便秘 可使用促动力药。目前常用的促动力药物有多巴胺受体拮抗剂和胆碱酯酶抑制剂伊托必利、5-羟色胺（$5\text{-}HT_4$）受体激动剂莫沙必利和普芦卡必利。$5\text{-}HT_4$受体激动剂莫沙必利作用于肠神经末梢，释放运动性神经递质，拮抗抑制性神经递质或直接作用于平滑肌，增加肠道动力，促进排便，主要用于排便次数少、粪便干硬的慢传输型便秘患者。促动力药物常见不良反应有腹泻、腹痛、恶心和头痛等。

6. 其他治疗便秘的药物 ①微生态制剂：可改善肠道内微生态，促进肠蠕动，有助于缓解便秘症状，可作为老年人慢性便秘的辅助治疗。②中医药治疗：中药（包括成药制剂和汤剂）、针灸和推拿是我国人民千百年来治疗便秘的有效方法，但应注意长期服用中药患者是否有药物性肝损伤及其他不良反应。

（三）其他干预措施

1. 精神心理治疗 加强心理疏导，使患者充分认识到便秘是可防可治的。良好的心理状态、睡眠及饮食习惯有助于缓解便秘，对有明显心理障碍的患者应给予抗抑郁、抗焦虑药物治疗，存在严重精神心理异常的患者应转至精神心理科接受专科治疗。

2. 健全社会支持系统 根据前述社会支持评估结果，动员各方力量，健全社会支持系统，并鼓励患者充分使用。

3. 认知功能训练 对存在认知功能障碍的慢性便秘患者，应进行认知功能训练，不仅可改善认知功能，还间接增加了活动量，提高了日常生活能力，有利于治疗便秘，提高患者的生活质量。

4. 生物反馈治疗 通过反复训练患者排便时腹肌、盆底肌和肛门括约肌的适时舒张和收缩，消除两者在排便过程中的矛盾运动，促进排便，尤其适用于排便障碍型便秘（功能性出口梗阻型便秘），可持续改善患者的便秘症状、心理状况和生活质量，是该型便秘的一线治疗措施，生物反馈治疗成功与否的关键在于患者对治疗要领的掌握，因此不适用于有认知障碍的老年人群。

5. 手术治疗 手术治疗主要用于经规范的非手术治疗无效的顽固性重度便秘患者，由于老年人手术风险大、术后并发症多等因素，老年人慢性便秘患者采取手术治疗应持谨慎态度，术前必须充分权衡利弊，因此，在临床上真正需要手术治疗的顽固性便秘并不多见。

6. 按摩及肌肉锻炼 ①腹部按摩，取仰卧位，用手掌从右下腹开始沿顺时针向上、向左、再向下至左腹，按摩至左下腹时应加强力度，每天 2～3 次，每次 5～15 回，站立时亦可进行此项活动。②收腹运动和提肛肌运动：收缩腹部与肛门肌肉 10 秒后放松，重复训练数次，以提高排便辅助肌的收缩力，增强排便能力。

第 4 节 视 力 障 碍

案例 7-4

患者，女性，76 岁。左眼视物不清，无眼痛、眼胀，无头痛、抽搐，无运动、感觉障碍等症状。眼部检查：右眼视力 0.7，前节（–），眼底视盘边界不清，色淡，视盘颞上方萎缩灶，黄斑中心凹反光不清，眼压 9.2mmHg；左眼视力指数/41cm 矫正不提高，前节（–），眼底视盘充血、水肿、边界不清，黄斑区出血伴黄色渗出，未见中心凹反光，眼压 10.7mmHg。诊断：双眼视盘水肿。由于患者年老，体弱，伴有视力障碍，在生活自理能力、坠床/跌倒风险防范等方面存在困难。

问题：如何提高患者的自理能力？

一、概 述

（一）概念

视力障碍（visaul disorder）是患者视觉上的形觉功能即视力发生障碍。视觉障碍是其中一种较为常见的老年人健康问题。

（二）视力障碍原因

影响老年人视力的因素有很多，但主要原因有白内障、视网膜病变、黄斑病变、角膜混浊、玻璃体混浊、青光眼等。

（三）老年人视力障碍常见问题

常见问题有：①日常生活活动困难。②易发生摔倒、髋部骨折和其他事故。③社交孤立、孤独。④生活满意度低、焦虑、抑郁、易自杀。⑤认知障碍和痴呆。⑥社区、家庭、养老机构护理需求增加，使用卫生保健服务增加。⑦死亡率增加。

（四）评估

1. 了解视力障碍病史 了解视力障碍的发生发展过程，如视力障碍是单眼还是双眼；是同时还是先后发生；是迅速发生还是逐渐发生；是远视力差还是近视力差，抑或远、近视力都差；有无其他症状，如眼充血、畏光流泪、疼痛等，并注意有无外伤史。

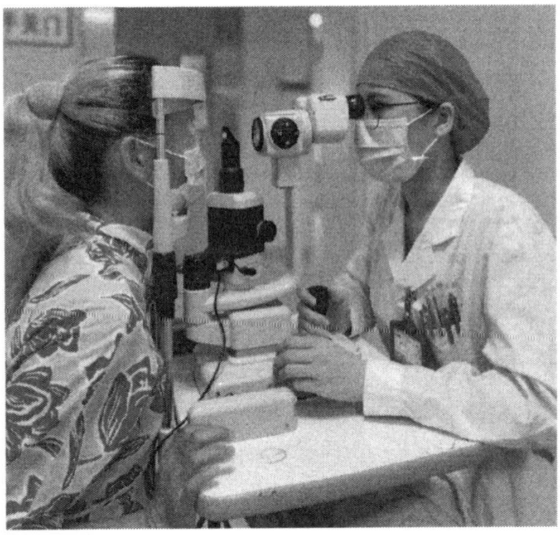

图 7-3 眼部检查

2. 体格检查 视力障碍者进行全面体检非常重要。尤其应注意神经、心血管及内分泌等系统的检查。眼部检查：必须系统、全面地从眼外到眼内进行检查（图 7-3）。

（1）视力：视力检查包括远视力和近视力检查。

（2）外眼检查：包括眼睑、眼眶与眼球、角膜、前房、瞳孔、晶状体、玻璃体及眼底检查。

（3）特殊检查：包括裂隙灯显微镜检查、视野、检影试镜、眼压及眼球突出度的测量、眼底荧光血管造影、视觉电生理检查、影像学检查等。

二、治疗和保健方法

1. 进食环境调适 就餐环境应明亮、舒适，地砖要做到防滑。需要向老人说明餐桌上食物的种类和位置，帮助其用触摸方式确认。例如，热汤、茶水等易引起烫伤的食物要注意提醒。

2. 活动 在病情许可的情况下，适当的活动是十分必要的。如做一些力所能及的事情，既可以增强他们生活自理的能力，减少家庭负担，又能保持他们的生命力，增添生活乐趣。

3. 安全 有视力障碍的老人，在生活中容易发生意外。因此，必须注意以下几点：

（1）患者使用的床沿高度要合适而稳固，防止坠床。

（2）患者的食品温度要适宜；热敷时，水温不宜过高，防止烫伤。

（3）长期卧床的老年人，要协助其翻身，定期变换体位，按摩受压部位，并加放软垫，条件允许时可予气垫床防止皮肤发生压力性损伤。

（4）有视力障碍的老人对环境变化的适应较慢，反射和应急动作均较迟缓，老年人的生活环境应保证光线充足，物品摆放和设置合理，避免影响其活动，地面防滑，必要时需要专人陪护，避免跌倒。

4. 心理护理　有视力障碍的老年人，应该多给予关心，减少其孤独感；应尽量避免患者情绪激动和波动，同时，主动了解其认知方式和行为方式，及时纠正不良的认知和行为，减少不良心理反应的发生。

5. 原发病治疗　应为初发老年性白内障患者验光，如视力低于 0.4 时行手术治疗；对于老年性黄斑变性患者，可通过药物、饮食等措施预防和治疗干预黄斑变性，可应用抗血管内皮生长因子药物治疗湿性黄斑变性；应定期复查糖尿病性视网膜病变患者的眼底，发现病变及时采取预防保健措施。同时应根据患者实际情况，采取相应的预防保健措施避免和降低角膜混浊和青光眼所致的视力障碍性病变发生的机会。

总之，视力障碍是老年人常见健康问题之一，应注意早期筛查、预防和早期康复治疗。

第5节　听力障碍

案例　7-5

贾奶奶，1年前开始感觉听力下降，1年来病情逐渐加重，别人说话听不清。近半年来伴有耳鸣，左耳更明显，影响正常交流和休息。耳鸣加重时，用手拍打耳朵才能稍有缓解。

问题： 1. 根据案例思考，贾奶奶出现了什么问题？

2. 上述情景如何进行健康指导？

一、概　　述

老年人外耳道皮肤毛囊、皮脂腺、耵聍腺萎缩，分泌减少，耵聍干而固结，易患耵聍栓塞，可造成老年人暂时性听力下降。鼓膜增厚弹性降低. 听骨退行性改变，关节纤维化和钙化及关节囊玻璃变性，降低关节的活动度，从而影响声音的传导。由于耳蜗动脉的外膜增厚，管腔缩小，导致内耳供血不足，使其功能发生变化，促使老年性听力障碍的发生和发展。老年人从对高频音的听力减弱开始，而渐渐地一些中、低频率的声音也会受到影响，此称为老年性重听。随着听力敏感度的普遍下降，需要对话者说话时提高音量，但老年人又会感到刺耳不适，造成老年人沟通障碍。

（一）概念

听力障碍是指听觉系统中的传音、感音以及对声音的综合分析的各级神经中枢发生器质性或功能性异常，导致听力出现不同程度的减退。习惯称为听觉障碍（deafness）。只有听力严重减退才称为耳聋，其表现为患者双耳均不能听到任何言语。而听力损失未达到此严重程度者，则称为听力减退（hearing loss）。

（二）病因

1. 遗传因素 重度或极重度耳听力障碍多是由遗传因素导致的感音神经型耳听力障碍。

2. 环境因素 包括噪声、各种病毒或细菌感染、耳毒性药物、头部外伤和放射线等致听力障碍因素。

（1）药物：氨基糖苷类抗生素致听力障碍是主要病因之一。

（2）化学制剂：一些工业化制剂如铅、汞等可损伤听觉器官，一氧化碳中毒等也可损伤听觉器官。

（3）噪声性听力障碍：呈双侧或单侧高频听力下降。

（4）外伤：颅脑外伤或强烈振荡均可引起内耳损伤。

（三）临床表现

老年性听力障碍常见的临床表现有耳鸣、听觉过敏、耳听觉障碍、幻听及听觉失认等。老年性听力障碍大多以不明原因缓慢进行性的双耳对称性听力下降、耳鸣等为临床表现，听力障碍以高频听力损失为主。

听力障碍分级标准及日常表现见表 7-2。

表 7-2 世界卫生组织（WHO1977）听力障碍分级标准及日常表现

听力损伤程度	听阈均值（dB HI）	日常表现
轻度	26～40	患者没有或仅有感觉到轻微的听力下降，一般不影响言语交流能力。是否使用助听器取决于个人工作，生活对听力的依赖程度
中度	41～60	患者可以听懂大声谈话，但在集体谈话或有背景噪声的情况下就会感到困难。正确选择及使用助听器对听力具有很大帮助
重度	61～80	患者可以在近距离听到大的声音或谈话，甚至可以辨别环境噪声或元音，但不能察觉辅音。助听器可以增强聆听效果，建立顺畅的基本交谈能力
极重度	80 以上	患者已经不能仅仅依靠听力与他人交流了，多需要唇读的帮助。助听器可以帮助患者与外界联系，通过聆听提高交流沟通能力

（四）检查方法

为了解听力损失的程度、性质及病变的部位。通常可归纳为两类。

1. 客观检查方法

（1）通过观察声刺激引起的非条件反射来了解听力（如瞬目、转头、肢体活动等）。

（2）通过建立条件反射或习惯反应来检查听力（如皮肤电阻测听、西洋镜测听等）。

（3）利用生物物理学方法检查听力（如声阻抗-导纳测听）。

（4）利用神经生物学方法检查听力（如耳蜗电图、听性脑干反应）。

2. 主观检查方法　如耳语检查、秒表检查、音叉检查、听力计检查、纯音测听、定向条件反射测定和言语识别率测试等，此方法方便快捷。

二、治疗和保健方法

老年性听力障碍是不可逆转的，以预防为主，早发现早干预非常重要，可以减缓听力的下降速度，有效地预防老年性听力障碍所引发的沟通障碍。预防由于听力障碍引发心理问题产生，从而真正地提高老年听力障碍人群的生活质量。

（一）治疗方法

1. 药物、手术治疗

（1）在排除或治疗原发疾病的同时，尽可能及早选用可扩张内耳血管，降低血液黏稠度和溶解小血栓、糖皮质激素等的药物，必要时可应用抗病毒及抗细菌药物。主要以抗生素为主，可以通过静脉滴注或局部滴药，使炎症消退，也可应用糖皮质激素和抗组胺药物，减少渗出，使听力尽快恢复。主要见于各种炎症所致的传导性听力障碍。

（2）外、中耳畸形，各种压迫咽鼓管的疾病，耳外伤均可通过不同的手术方法使听力恢复。

2. 使用助听器

（1）助听器听力损失程度≤80dB 的老年人建议选配助听器，并行听力言语康复训练。

（2）人工耳蜗是目前帮助重度及极重度听力障碍人获得听力，获得或保持言语功能的良好工具。听力损失程度＞80dB 的老年人建议人工耳蜗植入，并行听力言语康复训练。

（二）听觉功能减退的护理

（1）心理护理：老年人由于听力受损，自我保护能力下降，缺乏安全感。与人沟通障碍，易产生挫折感，严重影响着老年人的身体、心理和社会健康。因此，指导家属理解老年人所产生的情绪和行为，多陪伴老年人，加强与老年人的有效沟通，减轻老年人的孤独感和压抑感。与患者沟通时应始终保持热情，注意沟通技巧，对重度患者可以书面的形式或借助手势、表情等进行沟通。

（2）及时检查：指导老年人及家属当老年人出现听力下降，与别人交谈听不清讲话内容时，要及时到医院作听力及相关检查。要注意纠正常见的影响因素，如囊肿或耵聍嵌顿。

（3）生活护理：戒烟，尼古丁能导致不可逆性耳聋耳鸣；避免过度疲劳保证精力充沛；指导患者日常用药，解释治疗程序，向患者讲解每一过程的重要性。忌酒及辛辣食物，多摄入富含维生素的新鲜蔬菜和水果。

（4）其他因素的护理：指导家属与老年人正确沟通及在调节听力障碍的同时保证对心脑血管疾病的治疗；指导患者委婉劝导病情严重的患者进行助听器试戴，并帮助老年人正确选择和使用助听器、指导其了解助听器的使用和保养；在佩戴助听器后应根据患者的实际情况制定康复计划；避免使用导致听力下降的药物，尤其是链霉素等药物。

（三）健康指导和保健方法

老年人听力障碍的预防：老年人听力障碍属听觉系统的老年性不可逆的退行性变化，目前尚无有效的治疗方法。但周围环境、营养条件及老年性疾病等加速老年人听力障碍的因素是可以预防的。因此注意以下几方面：①老年人因内耳微循环功能较差，对噪声和耳毒性药物等有害因素损害的敏感性增高，故要避免噪声环境及耳毒性药物的影响。②积极治疗和预防某些老年性全身性疾病，如高血压、动脉粥样硬化等。③教会老年人用手掌按压耳朵和用示指按压环揉耳屏，每日 3～4 次，以增加耳膜活动，促进局部血液循环，防止听力下降。④增加适度的锻炼，但避免过度劳累，遇事乐观，保持心情舒畅。⑤可以进行预防性用药，如维生素 A、维生素 E、维生素 B 类药物、银杏叶制剂等。

（梁凯琴　杨芳宇　韦　薇　谭静文　尹　瑶）

第八章　老年人常见疾病保健

第 1 节　老年人疾病特点

一、老年人的自身生理特点

老化（aging）是指生命过程中与年龄增长相关的机体不同水平的形态和功能的退行性变化。研究发现老年人细胞、组织、器官的变化和功能减退，应激能力降低，疾病的发生发展和药物不良反应的发生率增加是 DNA、RNA、蛋白质等大分子水平的变化所导致的。

生理性老化表现在以下方面：

1. 细胞　分子水平的改变。

2. 身体组成　肌肉自 40 岁开始减少，80 岁与青年时期比较，肌肉质量下降。体内总水分减少，主要是细胞内水分减少。体内脂肪含量增加，骨密度降低。

3. 皮肤　腺体数量减少，皮肤变薄、干燥，出现瘙痒，易发生破溃、感染。皮肤维生素 D_3 合成减少。

4. 感觉器官　40 岁以后眼晶状体调节能力下降造成视力下降（老视）；瞳孔有效收缩能力下降，暗适应减弱。老年人听神经纤维功能减退、内耳纤毛退化造成听力下降，表现为对高频声波的感受能力减弱，对声音的分辨能力下降。嗅觉在 60 岁后减退。舌乳头的味蕾数量减少，咸的味觉减退，味觉异常。多数老人合并味觉和嗅觉的异常。

5. 口腔　牙齿逐渐脱落、龋齿增多、不合适的义齿引起咀嚼功能下降，唾液分泌减少造成口干、吞咽困难。

6. 呼吸系统

（1）结构变化：①肺实变和肺泡弹性减退；②呼吸肌萎缩，肌力减退，胸壁顺应性减退；

（2）功能变化：①第一秒用力呼气量（FEV_1）、用力肺活量（FVC）降低，FEV_1/FVC 下降；②呼吸能量消耗高于正常成人；③气道弹性纤维减少，正常呼吸时会出现气道陷闭，导致通气/血流（V/Q）比值不匹配，CO 弥散量降低，肺毛细血管容量和毛细血管的密度减低，对 β_2 肾上腺素能受体反应降低；④由于上呼吸道阻力增加，容易产生睡眠呼吸暂停。

7. 循环系统　①心肌收缩力减弱致心输出量下降；②动脉硬化引起总外周阻力升高，出现收缩压升高，脉压增大。

8. 消化系统　①食管、胃和肠蠕动功能下降，消化不良和便秘的发生率增高；②胃壁血流量下降，使得胃黏膜防御功能下降；③对维生素 D、钙、维生素 B_1、叶酸等营养素的吸收减少；④肝内酶活性随年龄增长递减，可能会影响药物代谢。

9. 泌尿生殖系统 肾小球滤过率下降，肾血流量下降，肾小管分泌功能下降。血清肌酐和尿素氮水平增高。

10. 中枢神经系统 ①由于脑重量和容积下降或由于动脉硬化导致脑供血减少，认知功能轻度减退，特别是近期记忆力减退明显（称为健忘）；②智力与人格和年轻时没有明显差别；③自主神经的调节功能减退，易出现直立性低血压和体温变化；④感觉、神经反射及传导减退，反应迟钝、协调性变差，容易发生跌倒。

11. 内分泌与代谢系统 ①睾酮、生长激素、胰岛素样生长因子等合成代谢激素分泌减少；②糖尿病、甲状腺疾病发病率增加；③围绝经期综合征可以影响女性健康；④基础代谢率随增龄变化不大，体力活动相对减少使总代谢率下降；合成代谢率相对减少，分解代谢率相对增加；⑤自由基清除率降低，对各脏器产生慢性损害。

对于个体而言，老化过程受到环境、生活方式和疾病的影响，上述因素可以加速老化进程（病态老化）。老化与疾病是互为因果的关系，老化是老年疾病发生发展的主要原因，而疾病加速老化进程。

二、老年疾病的临床特点

1. 风险因素可防 慢性病是不可治愈的，晚期发展为器官衰竭，因此，最好的干预就是预防。健康的生活方式和合理用药对于预防和干预多种老年病均适用。

2. 慢性病可控 早发现、早干预：建议进行年度体检，除了疾病筛查，还要评估视力、抑郁等以及躯体功能状况，及早发现并纠正风险因素，可以降低发病率、延缓慢性病的发展。在慢性病管理中始终要注意预防和治疗并发症、保护靶器官功能。

3. 临床表现不典型 易忽略，病情发展迅速，突发易变、猝死发生率高。

4. 共病 指个体同时患有 2 种及以上慢性病，即多种疾病共存。表现形式：①躯体-躯体疾病共存。②躯体-精神心理疾病共存、精神心理疾病叠加。③疾病-老年综合征共存。老年人共病发生率很高，尤其是高龄女性。患慢性病的数量与老年综合征密切相关，可影响躯体功能和生活质量。

5. 并发症多 ①易并发意识障碍和精神症状。②易并发水、电解质紊乱。③易并发感染。④易并发血栓和栓塞。⑤易并发多脏器衰竭。

6. 病情易受心理精神因素的影响。

第 2 节 脑卒中的保健与护理

脑卒中（stroke）是指急性起病，由脑局部血液循环障碍所导致的神经功能缺损综合征，持续时间至少 24 小时，包括脑梗死、脑出血、蛛网膜下腔出血等。脑卒中具有发病率高、致残率高、死亡率高和复发率高的特点，是我国老年人致死、致残的主要病因。本节主要介绍脑梗死和脑出血。

一、老年脑梗死

案例 8-1

张大爷，81岁，因1天前突发左侧肢体无力，饮水呛咳，急诊以“急性脑血管病”收入神经内科病房。患者既往有高血压、糖尿病病史。入院查体：体温 36.8℃，脉搏 84 次/分，呼吸 20 次/分，血压 212/108mmHg，左侧肢体肌力 3 级，洼田饮水试验 4 级。

问题： 1. 张大爷目前主要的护理问题有哪些？

2. 对张大爷该如何进行护理？

（一）概述

脑梗死（cerebral infarction，CI）是指脑部血液供应障碍，缺血缺氧所致的局限性脑组织缺血性坏死或软化。常表现为急性的局灶性神经功能障碍。其发生率占脑血管病的60%～70%，且随着年龄的增长而增加，是老年人致死致残的主要疾病之一。主要包括脑血栓形成和脑栓塞两大类。

脑梗死的病因及发病机制主要有以下几点。

（1）血管病变：动脉硬化是本病最常见的原因，也是老年患者最常见的病因，特别是动脉粥样硬化，常伴高血压病，两者互为因果，糖尿病和高脂血症也可加速动脉粥样硬化的进程。少见的血管病变有动脉壁炎症、先天性血管畸形。

（2）血液成分改变：如真性红细胞增多症、血小板增多症、产后、长期服用避孕药、恶病质、严重脱水等导致血液呈高凝状态。

（3）血流动力学异常：如血压过低、血流速度过缓或血流量过低，易发生脑血栓形成。

（4）其他：尚有极少数不明原因者。

（二）临床表现

脑梗死的临床表现与梗死部位、受损区侧支循环等情况有关。多见于50岁以上的中老年人，特别是伴有动脉粥样硬化、高血压、高血脂、糖尿病者；常在安静状态或睡眠中发病，部分患者发病前有肢体麻木、无力等前驱症状或短暂性脑缺血发作，根据起病形式和病程可分为以下几种临床类型。

（1）完全型：发病快，病情于发病后6小时内达高峰，且病情重，表现为一侧肢体完全瘫痪甚至昏迷，需与脑出血进行鉴别。

（2）进展型：发病后症状在48小时内逐渐进展或呈阶梯式加重。

（3）缓慢进展型：起病2周以后症状仍逐渐发展。多见于颈内动脉颅外段血栓形成，与全身或局部因素所致脑灌注减少有关，应注意与颅内肿瘤、硬膜下血肿进行鉴别。

（4）可逆性缺血性神经功能缺失：症状和体征持续时间超过24小时，但在1～3周内完全恢复，不留任何后遗症。

（三）辅助检查

1. 血液和心电图检查 血常规、凝血功能、血生化、血流变、同型半胱氨酸测定等以及心电图等。这些检查有助于发现脑梗死的危险因素，并对鉴别诊断也有价值。

2. 影像学检查 直观显示脑梗死的部位、范围、血管分布、有无出血、陈旧和新鲜梗死灶等，帮助临床判断组织缺血后是否可逆、血管状况，以及血流动力学改变。帮助选择溶栓患者、评估继发出血的危险程度。

（1）头颅 CT：是最常用的检查，也是早期排除脑出血的重要方法。脑梗死发病 24 小时内一般无影像学改变，通常 2～5 天内才能显示脑梗死病灶。

（2）头颅磁共振成像（MRI）：脑梗死发病数小时后即可显示病灶。与 CT 相比，MRI 可以发现脑干、小脑梗死的小梗死灶。诊断早期梗死的敏感性为 88%～100%，特异性达 95%～100%。

（3）血管造影：可以发现血管狭窄、闭塞和其他病变，如动脉炎、动脉瘤和动静脉畸形等。

3. 经颅多普勒超声检查（transcranial doppler，TCD） 对评估颅内外血管狭窄、闭塞、痉挛或侧支循环建立的程度有帮助。可用于溶栓治疗监测，对判断疾病的预后也有参考意义。

（四）治疗要点

治疗应遵循超早期、个体化和整体化的原则。脑梗死的治疗原则包括以下几点。①超早期治疗：脑梗死治疗与“时间窗”密切相关，发病后力争于治疗时间窗内即超早期（发病 6 小时内）和急性期（1～2 周）选用最佳治疗方案。②个体化治疗：根据患者年龄、病情严重程度、临床类型及基础疾病等采取最适当的治疗，如尽早恢复脑缺血区的血液供应，重视缺血细胞的保护治疗，防止缺血性脑水肿，适时应用脱水药物降低颅内压。③整体化治疗：采取病因治疗、对症治疗、支持治疗、康复治疗和加强监护和护理等综合措施，降低脑梗死患者的致残率，同时对高危因素进行预防性干预。

1. 早期溶栓 在发病后 4.5 小时以内进行溶栓使血管再通，及时恢复血流和改善组织代谢。溶栓治疗是目前最重要的恢复血流措施。重组组织型纤溶酶原激活剂（recombinant tissue type plasminogen activator，rt-PA）和尿激酶（urokinase，UK）是我国目前使用的主要溶栓药物。

2. 血管内介入治疗 包括动脉溶栓、桥接、机械取栓、血管成形和支架术。

3. 防治脑水肿和脑疝 脑水肿常于发病后 3～5 天达高峰，多见于大面积梗死。严重脑水肿和颅内压增高是急性重症脑梗死的常见并发症和主要死亡原因。当患者出现剧烈头痛、喷射性呕吐、意识障碍等高颅压征象时，常用 20%甘露醇 125～250ml 快速静脉滴注，每 6～8 小时 1 次；心、肾功能不全的患者可改用呋塞米 20～40ng 静脉注射，每 6～8 小时 1 次，亦可用白蛋白等。

4. 抗血小板聚集　①不符合溶栓适应证且无禁忌证的缺血性脑卒中患者应在发病后尽早给予口服阿司匹林；②溶栓治疗者，可在溶栓 24 小时后开始使用阿司匹林等抗血小板药物；③对不能耐受阿司匹林者，可考虑选用氯吡格雷等抗血小板药物。

5. 抗凝治疗　存在争议，可选择药物包括普通肝素、低分子肝素、类肝素、口服抗凝剂和凝血酶抑制剂等。对大多数脑梗死患者，不推荐无选择地早期进行抗凝治疗。关于少数特殊患者的抗凝治疗，可在谨慎评估风险、获益后慎重选择。

6. 其他治疗　调整血压、控制血糖、脑保护治疗、中医治疗等

（五）护理措施

1. 一般护理

（1）环境：患者取平卧位，如为昏迷者应尽量减少搬动。同时为老年人提供安静舒适的环境，这种既有利于老年人的身心健康，又便于护士与老年人之间有效沟通。

（2）氧疗：间歇给氧，呼吸不畅者及早采用气管插管或气管切开术。

（3）监护：急性脑梗死的老年人应进入脑卒中单元重点监护，密切观察意识、瞳孔、生命体征、肌力、肌张力的变化，加强血气分析、心电图、血压的监测，防止低氧血症、心律失常及高血压的发生。

2. 用药护理　老年脑梗死的治疗主要包括溶栓、抗凝、抗血小板聚集、降颅内压。

（1）使用溶栓剂、抗凝及抗血小板聚集药物时，应严密观察生命体征、瞳孔、意识状态的变化以及凝血时间和凝血酶原时间，同时注意观察有无出血倾向，发现皮下瘀斑、牙龈出血、黑便、血尿或女患者经期延长等立即报告医生处理。除此之外，长期使用阿司匹林可引起胃肠道溃疡，因此消化性溃疡患者应慎用。

（2）降颅内压：应用脱水剂过程中应记录 24 小时出入量；严密监测心、肾功能；使用甘露醇降颅内压时，应选择较粗血管，以保证药物的快速输入，并防止药物外渗。

3. 躯体活动障碍的护理

（1）生活护理：评估患者日常生活自理能力水平，根据自理程度给予相应的协助。指导并协助患者取正确体位，予定时翻身、拍背；注意抬高患侧肢体并进行被动运动；保持床单位干净、整洁；指导患者使用便器；注意口腔清洁；提供特殊的餐具、牙刷、衣服等，方便和协助患者洗漱、进食、如厕、沐浴和穿脱衣服等，增进舒适感和满足患者基本生活需求。

（2）安全护理：注意防跌倒坠床、防烫伤等。病室内宽敞、明亮，通道无碍物阻挡；走廊、厕所要装扶手，必要时使用床边坐便器或在床上大小便；保持地面平整干燥，以免摔倒；注意使用保护性床挡；呼叫器和常用物品应置于床头患者伸手可及处；患者最好穿防滑软橡胶底鞋，衣裤长短合适；上肢肌力下降的患者不要自行打开水或用热水瓶倒水，防止烫伤；步态不稳者，选用三角手杖等合适的辅助器具，并有人陪伴，防止受伤。

（3）康复运动训练：根据患者的年龄、性别、体能、疾病性质及程度等个体情况，制订合适的康复训练方案，注意运动方式、持续时间、运动频度和进展速度。

1）早期康复干预：向患者及家属讲解早期康复的重要性和意义以及常见的训练内容。早期康复的内容包括：①注重患侧刺激。在日常活动中尽量使患侧接受刺激，以对抗其感

觉丧失，如将呼叫器、床头柜等置于患侧，护士在患侧协助患者洗漱、进食、测生命体征等；为了引导患者头转向患侧，与患者交谈时家属也可握住患侧手。②注意良肢位的摆放。患侧卧位：所有体位中最重要的体位，肩关节向前伸展并外旋，肘关节伸展，前臂旋前，手掌向上放在最高处，患腿伸展、膝关节轻度屈曲；仰卧位：因受颈牵张性反射和迷路反射的影响，异常反射活动增强，应尽可能少用；健侧卧位：患肩前屈，手平放于枕头上，伸肘，下肢患侧膝、髋屈曲，稍内旋。③床上运动训练。正确的运动训练有助于缓解痉挛和改善已形成的异常运动模式，如 Bobath 握手和桥式运动等。

2）恢复期运动训练：主要包括转移动作训练、坐位训练、站立训练、步行和实用步行训练、平衡共济训练、日常生活活动训练等。

3）综合康复治疗：根据病情，指导患者合理选用针灸、理疗、按摩等辅助治疗，以促进运动功能的恢复。

4. 语言障碍的护理

（1）沟通方法指导：问患者的问题尽量简单，可引导患者应用表情、手势、图片及书写等表达自己的需求，和患者谈话时要一对一，避免分散患者注意力，注意说话时语速要慢，给予患者足够的时间反应。

（2）语言康复训练：该训练是一个由少到多、由简单到复杂、由易到难的过程，患者的配合和参与直接影响语言康复训练的效果。失语症患者的康复训练，应由康复师根据患者具体情况制订康复计划，并组织实施。如肌群运动训练的方法有缩唇、叩齿、伸舌、卷舌、鼓腮、吹气、咳嗽；发音训练则应先由唇音开始，逐渐过渡到单音节音，最后到训练患者复诵简单句；复述训练应先复述单词和词汇，每次复述 3～5 遍，反复训练；命名训练是指让患者指出常用物品的名称等；刺激法训练则要求语速、语调和词汇长短合适，并注意使用患者所熟悉的、常用的和有意义的内容。

5. 吞咽障碍的护理

（1）经口进食患者的护理

1）食物的形态选择：糜烂食物最易吞咽，固体食物最难吞咽，液体食物易发生误吸。应根据患者情况先选用胶冻样食物，然后再用糊状食物，最后过渡到流质食物。食物的温度在 40～55℃为宜。

2）每口进食量控制：根据患者情况一口量选择为 5～20ml 为宜。如一口量过多，口腔控制困难，食物会从口中漏出或引起咽部食物残留导致误咽，一口量过少则难以诱发吞咽反射。

3）正确的进食方法：进食速度应由慢开始，不宜过快，注意从口腔健侧喂食，禁止采用吸管饮水。

4）进食的体位：体位要因人而异。对卧床患者可抬高床头 30°，头部前屈，偏瘫侧肩部垫枕，该体位易引起咽下反射，且食物不易从口中漏出。对能坐起的患者取坐直头稍前屈位，身体可向健侧偏 30°，防止食物误吸。

（2）鼻饲患者的护理

1）体位：需将床头抬高≥30°。

2）营养液：容量从少到多，速度从慢到快，可使用营养输注泵控制输注速度。注意观察胃管是否有脱出和胃残留液量，胃残留液＞100ml 时，暂停喂养，超过 24 小时仍不能改善时，可改为鼻肠管或肠外营养。

3）喂养并发症观察：观察患者有无恶心、呕吐、腹胀、腹泻、呕血、便血等症状。

（3）预防误吸

1）指导患者吞咽：指导患者进食时采取声门上吞咽的方法，即进食时先吸气，屏住呼吸，然后吞咽，吞咽结束后紧接着自主咳嗽，可以清除咽部的滞留食物，减少吞咽前、中、后误吸。减少吞入量以及增加食物黏稠度，可明显改善吞咽安全，减少误吸的发生。

2）呛咳的处理：神志清楚者鼓励咳嗽、咳痰，并协助其拍背以尽快将异物咳出；咽部如有异物，应迅速撑开口腔用手掏出或用食物钳夹出最为有效；患者不能自行咳出异物时，应立即使用负压吸引器吸出患者口、鼻腔及气道内分泌物、食物碎屑。

3）窒息的紧急处理：注意识别窒息的先兆并给予有效处理。

4）康复训练：脑卒中吞咽障碍康复训练在患者生命体征平稳、神经系统症状不再发展后 48 小时即可开始。包括舌肌、软腭、咀嚼肌、各种感觉刺激训练以及摄食训练。摄食训练应在患者吞咽功能有明显好转后才可进行。吞咽障碍出现后应尽早开始训练，2 周内效果最佳，6 周后恢复速度减慢，8 周后恢复效果则直线下降。

6. 心理护理　因偏瘫、失语及肢体和语言功能恢复速度慢、需时长，日常生活需依赖他人照顾，可使患者产生焦虑、抑郁等心理问题，应同情并理解患者的感受，鼓励其表达内心的情感，避免任何刺激和伤害患者的言行，指导并帮助患者正确处理面临的困难。多与患者和家属沟通，耐心解答患者和家属提出的问题，教会家属照顾患者的方法和技巧，解除患者及家属的思想顾虑。

（六）健康指导

1. 疾病知识指导　告知患者和家属脑梗死的基本病因、表现、就诊时机及治疗和预后的关系，向患者及其家属解释药物的使用方法、副作用以及长期服用相关药物的必要性。强调二级预防的重要性，改变不良生活方式，低热量清淡饮食，多食新鲜蔬菜、水果、谷类、鱼类和豆类，保持能量供需平衡，戒烟、限酒，坚持每天进行 30 分钟以上的慢跑、散步等运动，合理休息和娱乐；定期监测血糖、血压和血脂水平，定期门诊复诊，预防再次发生脑梗死。

2. 康复指导　告知患者和家属康复治疗的知识和功能锻炼的方法，帮助分析和消除不利于疾病康复的因素，落实康复计划，并与康复治疗师保持联系，以便根据康复情况及时调整康复训练方案。

3. 鼓励生活自理　鼓励患者从事力所能及的自我照顾活动和家务劳动，日常生活不过度依赖他人；指导患者穿衣时先穿患侧后穿健侧，脱衣时顺序相反，不宜穿系带的鞋子；指导患者学会应用健侧肢体帮助和带动患侧肢体活动和进行生活自理。

二、老年脑出血

（一）概述

脑出血（intracerebral haemorrhage）是指脑血管破裂导致脑实质内的出血。常分为两大类：外伤性和非外伤性脑出血。临床上所称的脑出血特指非外伤性脑出血，又称为原发性（或自发性）脑出血，即脑内动脉、静脉或毛细血管损伤引起的破裂出血，老年人以高血压和脑淀粉样血管病为最常见的病因。脑出血的患病率和病死率随年龄增长而增加，存活者中 80%～95%遗留神经功能损害。

1. 脑出血的病因 主要可分为原发性脑出血与继发性脑出血，高血压性与非高血压性脑出血。原发性脑出血是对脑小血管影响导致其逐渐发生病理改变而发生的出血，其中高血压性脑出血占 50%以上，脑淀粉样血管病占 30%；继发性脑出血是指动静脉畸形、动脉瘤、海绵状血管瘤、烟雾病（moyamoya disease）血液病或凝血功能障碍、颅内肿瘤、血管炎、脑梗死的出血转化、静脉窦血栓、既往药物使用、其他原因导致的脑出血。

2. 脑出血的发病机制 颅内动脉壁薄弱，中层肌细胞和外膜结缔组织较少，且无外弹力层。①长期高血压致脑细、小动脉发生玻璃样变及纤维素性坏死，管壁弹性减弱，当情绪激动、用力过度等使血压骤然升高时，血管易破裂出血。②在血流冲击下，弹性减弱的病变血管壁向外膨出形成微小动脉瘤，当血压剧烈波动时，微小动脉瘤破裂导致出血。③高血压可致远端血管痉挛等，引起小血管缺血、缺氧、坏死而发生出血。④高血压脑出血的发病部位以基底核区多见，是因为供应此处的豆纹动脉从大脑中动脉呈直角发出，在原有血管病变的基础上，承受压力较高的血流冲击，易导致血管破裂出血，又称为出血动脉。

（二）临床表现

老年人脑出血的临床表现与其他年龄人群大致相同，但又有其特殊性。症状体征表现的轻重主要取决于出血量和出血部位。出血量小者，可表现为单纯某一症状或体征，无全脑症状或较轻；出血量大者，发病后立即昏迷，全脑症状明显，出现脑水肿或脑疝。发生在脑干的出血，即使出血量不大，病情也较凶险。

1. 临床特点 ①多见于 50 岁以上有高血压病史者，男性较女性多见，冬季发病率较高。②多数在动态下发病，如激动、疲劳、过度用力等，多无前驱症状。③起病较急，症状于数分钟至数小时达高峰。④有肢体瘫痪、失语等局灶定位症状和剧烈头痛、喷射性呕吐、意识障碍等全脑症状。⑤发病时血压明显升高。

2. 全身症状

（1）意识障碍：轻者躁动不安、意识模糊不清，严重者出现昏迷状态。

（2）头痛与呕吐：神志清或轻度意识障碍者可述头痛，以病灶侧为重；呕吐多为喷射性，呕吐物为胃内容物。

（3）去大脑强直与抽搐：如出血量大，破入脑室和影响脑干上部功能时可出现阵发性去皮质强直发作或去大脑强直发作。

（4）呼吸与血压：病情重者呼吸深而慢，病情恶化时转为快而不规则，或呈潮式呼吸、叹息样呼吸等；早期血压多突然升高。

（5）体温：若丘脑下部体温调节中枢受到出血损害则出血后即刻出现高热；脑桥出血和脑室出血均可引起高热；始终低热者为出血后的吸收热。

（6）瞳孔与眼底：小脑幕切迹疝形成，则病灶侧瞳孔散大，对光反应迟钝或消失；双侧小脑幕切迹全疝或深昏迷，则双侧瞳孔均逐渐散大，对光反应消失；脑桥出血，则两侧瞳孔缩小或呈针尖样。眼底多可见动脉硬化征象和视网膜片状出血，静脉血管扩张。

（7）脑膜刺激征：见于脑出血已破入脑室或蛛网膜下腔时。

3. 局限性神经症状 不同部位的脑出血除有上述一些共同表现外还有其特殊的临床表现。①壳核出血：最常见的脑出血，典型表现为“三偏”，即不同程度的对侧偏瘫、偏身感觉障碍及偏盲，优势半球出血常出现失语，其他还可以有凝视麻痹，失用、体像障碍、记忆力障碍、计算力障碍和意识障碍等。②丘脑出血：常由于丘脑穿通动脉或丘脑膝状体动脉破裂而出血，此区损伤的表现有丘脑性感觉障碍、运动障碍、丘脑性失语、丘脑性痴呆、眼球运动障碍等。③脑干出血：以脑桥出血多见，约占脑出血的 7%。病初或出血量小时，患者意识清楚或嗜睡，主要表现为交叉性瘫痪，即出血同侧面肌瘫痪，而对侧上下肢中枢性瘫痪，也可出现交叉性感觉障碍，即病变同侧面部感觉障碍和病灶对侧肢体的感觉障碍，出血量大者迅速出现昏迷、四肢瘫、针尖样瞳孔、呼吸不规则、高热等，严重患者迅速死亡。④小脑出血：约占脑出血的 10%，大多数小脑出血发生在一侧小脑半球。轻者突然起病，神志清楚，自诉一侧枕部剧烈疼痛，眩晕，频繁呕吐，站立或走路不稳。检查发现眼球震颤、颈强直、构音障碍、肢体共济失调，无明显肢体瘫痪，病情逐渐加重，导致急性颅内压增高。脑干受压时，出现意识障碍、周围性面瘫、展神经麻痹、呼吸不规则，极易因枕骨大孔疝死亡。少数起病凶险者，迅速昏迷，呼吸不规则，短时间内死亡。⑤脑叶出血：脑出血中另一种常见类型，占脑出血的 5%～10%，出血以顶叶最为常见。临床可表现为头痛、呕吐等，肢体瘫痪较轻，昏迷少见。因各脑叶功能不同，受损后产生的症状也不同。⑥脑室出血：临床可表现为不同程度的意识障碍，剧烈头痛、恶心呕吐，两侧瞳孔缩小，四肢肌张力增高，病理征阳性，颈强直等脑膜刺激征阳性，常有消化道出血，中枢性发热。

（三）辅助检查

1. 头颅 CT 是确诊脑出血的首选检查。CT 扫描能直观显示脑内血肿的大小与部位，是否有脑组织移位，有无破入脑室，以便决定治疗方针，还能动态观察演进过程。

2. 头颅 MRI 对检出脑干、小脑的出血灶和监测脑出血的演进过程优于 CT，比 CT 更易发现脑血管畸形、肿瘤及血管瘤等病变。

3. 脑血管造影 可显示脑血管的位置、形态和分布等，并易于发现脑血管畸形、动脉瘤及脑底异常血管网病变等脑出血原因。

4. 脑脊液检查 脑出血时脑脊液压力常升高，血液破入脑室者脑脊液呈血性。

（四）治疗要点

治疗原则为脱水降颅内压、调整血压、防止继续出血、减轻血肿所致继发性损害、促进神经功能恢复、防治并发症。

1. 一般治疗 卧床休息，密切观察生命体征，保持呼吸道通畅，吸氧，保持肢体的功能位，通过鼻饲维持营养供给，积极预防感染，维持水、电解质平衡等。

2. 脱水降颅内压 脑出血后 48 小时脑水肿达高峰，维持 3～5 天后逐渐降低，可持续 2～3 周或更长。脑水肿可使颅内压增高，并致脑疝形成，是导致患者死亡的直接原因。积极控制脑水肿、降低颅内压是脑出血急性期治疗的重要环节。可选用：①20%甘露醇 125～

250ml，快速静脉滴注每6～8小时1次，疗程7～10天。②呋塞米20～40mg静脉注射，2～4次/天。③甘油果糖50mg静脉滴注，3～6小时滴完，1～2次/天，脱水降颅内压作用较甘露醇缓和，用于轻症患者、重症患者病情好转期和肾功能不全者。

3. 调控血压 脑出血急性期一般不予应用降压药物，而以脱水降颅内压治疗为基础。但血压过高时，可增加再出血的风险，应及时控制血压。当血压≥200/110mmHg时，应采取降压治疗，使血压维持在略高于发病前水平或180/105mmHg左右。收缩压在180～200mmHg或舒张压在100～110mmHg，暂不用降压药物。脑出血患者血压降低速度和幅度不宜过快、过大，以免造成脑的低灌注；血压过低者，应进行升压治疗以维持足够的脑灌注。急性期血压骤然下降提示病情危重。脑出血恢复期应将血压控制在正常范围。

4. 止血和凝血治疗 仅用于并发消化道出血或有凝血障碍时，对高血压性脑出血无效。

5. 外科治疗 外科手术的治疗目的是尽快清除血肿、降低颅内压、挽救生命。一般认为手术应在发病后6～24小时内进行。

6. 其他 ①亚低温疗法：脑出血的一种新的辅助治疗方法，可减轻脑水肿，改善患者预后且无不良反应，安全有效。②康复治疗：尽早进行肢体语言功能和心理的康复治疗，以促进神经功能恢复，提高生存质量。

（五）护理措施

1. 一般护理 ①环境与休息：保持环境安静。抬高床头15°～30°，患者绝对卧床休息，烦躁者需加保护性床栏，必要时使用约束带适当约束。②氧疗与降温：保持呼吸道通畅，必要时行气管插管或气管切开术。③饮食与排便：意识障碍、消化道出血者应禁食24～48小时，通过鼻饲保证每日营养需要量，卧床期间保持大小便通畅。④病情观察：持续心电监护，密切观察意识、瞳孔、生命体征、尿量等的变化，警惕脑疝的发生。

2. 防治并发症 为预防肺部感染，在做好呼吸道管理的同时，对合并意识障碍的老年患者可预防性使用抗生素，感染时则应根据细菌培养及药敏试验选用抗生素。为防治应激性溃疡，除密切观察有无消化道出血征象外，可进行胃肠减压及预防性使用H_2受体阻滞剂。另外，可通过定期更换体位，保持皮肤清洁等方法防止压疮发生。

3. 用药护理

（1）降颅内压药：常用药物为甘露醇，如患者合并心肾功能不全时可用呋塞米。对出血量较大、颅内压增高明显、意识障碍较重或有脑疝时还可选用地塞米松，但注意对合并糖尿病、消化道出血或严重感染的患者禁用糖皮质激素。

（2）降压药：要根据高血压的原因决定是否使用降压药，严密监测患者血压，血压不能降得太低，降压速度也不可太快，以免影响脑灌注压。

4. 心理护理 及时安慰和鼓励患者，同时做好家属的心理疏导。

5. 躯体活动障碍的护理 语言障碍的护理和吞咽障碍的护理同老年脑梗死的护理。

（六）健康指导

1. 健康教育 向患者及其家属介绍可加重病情和引起复发的诱因，指导在生活中尽量避免；指导患者及其家属预防和治疗引起脑出血的原发疾病，如高血压、高脂血症、糖尿病、肥胖症等。

2. 康复指导　同老年脑梗死。

第3节　认知障碍患者的保健与护理

案例 8-2

患者，男性，75岁，因“记忆力减退伴反应迟钝1年”门诊就诊。患者家属代诉患者于1年前无明显诱因出现记忆力减退同时伴有反应迟钝，经常丢三落四，并逐渐出现对任何事情无兴趣，对家人反应力明显下降，计算力差，不认家门。曾在当地多家医院诊疗，效果不明显，上述症状缓慢加重，现患者为进一步治疗来院就诊。

问题：护士应如何护理该患者？

（一）概述

认知是指人脑接受外界信息，经过加工处理，转换成内在的心理活动，从而获取知识或应用知识的过程。它包括记忆、语言、视空间结构技能、执行功能、计算和理解判断等方面。认知障碍是指上述几项认知功能中的一项或多项受损，当上述认知域有2项或2项以上受累，并影响个体的日常或社会能力时，可考虑为痴呆。

认知障碍的分型如下。

1. 轻度认知障碍　是认知状态介于正常和痴呆之间的一种状态，是一种认知障碍综合征。核心症状是认知功能的减退，根据病因或大脑损害的部位不同，可以累及记忆、执行功能、语言、运用、视空间结构技能等中的一项或一项以上，导致相应的临床症状，其认知减退有如下特点：①认知功能下降。②日常生活能力基本正常。

2. 痴呆　是以认知功能缺损为核心症状的获得性智能损害综合征，其智能损害的程度足以干扰患者的日常生活能力或社会职业功能，多发于老年人。与轻度认知障碍相比，痴呆患者必须有两项或两项以上认知域受损并导致患者的日常或社会能力明显减退。

（二）临床表现

1. 记忆障碍　分为瞬时记忆、短时记忆和长时记忆三类。临床上记忆障碍的类型多是根据长时记忆分类，包括遗忘、记忆减退、记忆错误和记忆增强等不同表现。记忆障碍的常见表现：①患者不能回忆刚吃过药、喝过水，刚见过的人。②患者不能回忆护士刚做过的健康教育内容。③患者不能回忆年代、日期。④患者对特定时间发生的事件记忆错误。⑤患者将未发生过的事情回忆为确有其事。

2. 失语　是指在神志清楚、意识正常、发音和构音没有障碍的情况下，大脑皮质语言功能区病变导致的语言交流能力障碍，表现为自发谈话、复述、命名、阅读和书写等方面的能力残缺或丧失，如患者构音正常但表达障碍，肢体运动功能正确但书写障碍，视力正常但阅读障碍，听力正常但语言理解障碍。常见表现：①患者发音、语调正常，语言混乱难以理解。②患者讲话费力、找词困难，只能讲一两个简单的词，用词不当。③患者说话时有大量错词，欲纠正而口吃。

3. 视空间障碍 视空间障碍指患者因不能准确地判断自身及物品的位置而出现的功能障碍。常见表现：①患者判断错方向，不能从卫生间或护士站返回病房。②患者不能准确地将暖瓶、饭盒放在桌子上，有走失、烫伤的风险。③患者存在穿衣困难，不能判断衣服的上下左右，将衣服裤子穿反。

4. 执行功能障碍 执行功能是指确立目标、制订和修正计划、实施计划，从而进行有目的的活动的能力，是一种综合运用知识、信息的能力。执行功能障碍的常见表现：①患者做事无计划、无创新。②患者不能对多件事情统筹安排。③患者不能按照要求完成复杂的任务。

5. 计算力障碍 计算力障碍指计算能力减退，以前能做的简单计算现在无法正确做出。常见表现：①患者不能正确计算出 100－7，连续减五次的结果。②每日配餐员到患者床前为患者订餐，患者不能计算出每餐的餐费，不能自行订餐。

6. 失认 是指患者无视觉、听觉和躯体感觉障碍，在意识正常的情况下，不能辨认出以往熟悉的事物。常见表现：①患者不认识熟悉的物品，如手机。②患者不能辨别以前熟悉的声音。

7. 失用 是指在意识清楚、语言理解功能及运动功能正常的情况下，患者丧失完成有目的的复杂活动的能力。常见表现：①患者失去原有的书写、弹琴技能。②患者做动作的先后次序混乱。

（三）实验室检查

常用以下评估方法：①总体严重程度的评估工具有临床痴呆评定量表和总体衰退量表等。②认知功能的评估工具有 MMSE、世界卫生组织老年认知功能评价成套神经心理测验（WHO/BCAI）、阿尔茨海默病评定量表-认知量表（ADAS-cog）等。③精神行为异常的评估工具有神经精神问卷（NPI）等。④生活能力的评估工具有 Barthel 指数、社会功能活动问卷（FAQ）、功能独立性评测（FIM）等。

（四）治疗要点

1. 对因治疗 大多数病因类型的痴呆没有特效治疗方法，也不能逆转，只有一小部分痴呆是可治的。可逆性痴呆包括：中毒、感染、代谢异常、肿瘤、脑外伤、正常颅内压脑积水、癫痫、乙醇依赖等引起的痴呆，对这些疾病应该积极对因治疗。

2. 非药物治疗 应用于痴呆患者的整个病程，常用的方法包括认知疗法、环境疗法、音乐疗法、光照疗法、芳香疗法、运动疗法、针刺疗法等，对痴呆患者认知、精神和情绪都有积极的作用。晚期则以生活护理为主，积极预防并发症。

3. 药物对症治疗

（1）应用针对认知功能的药物：胆碱酯酶抑制剂（盐酸多奈哌齐、重酒石酸卡巴拉汀等）可用于治疗轻、中度阿尔茨海默病；兴奋性谷氨酸受体拮抗剂盐酸美金刚可用于治疗重度 AD。均需逐渐加量和监测不良反应。

（2）精神行为症状的处理：应首先尝试非药物治疗，如消除诱因、照料者教育、转移注意力、音乐疗法、芳香疗法等。非药物治疗无效且存在攻击或其他危险行为时，可谨慎应用非典型抗精神病药物，如利培酮、奥氮平、喹硫平等，原则是低剂量起始、滴定加量、短期用药逐渐减量，并应评价风险与获益比。痴呆伴抑郁焦虑的患者可服用5-羟色胺再摄取抑制剂。苯二氮䓬类药物有更多不良反应，只临时用于激惹或焦虑症状突出的患者。

（五）护理措施

1. 轻度认知障碍患者的护理　规律生活，合理分配休息和活动时间，以非药物干预方法维持和提高患者的功能。帮助建立家庭护理系统，向照料者提供疾病相关知识和信息。具体方法包括：①躯体锻炼，在患者可接受的范围内尽量进行关节锻炼，以提高患者的肌力、平衡和协调性。②认知疗法，以认知训练和记忆康复为首选。③综合的娱乐性治疗，如艺术、写作等。④参加支持性小组（持续、非时间限制）。⑤积极改善睡眠。⑥每6个月评估一次患者的驾驶能力，包括在驾驶教练的陪同下上路测试。⑦指导个性化的活动，提高患者的独立性（如电话的使用和兴趣爱好等）。⑧使用各种提示物，帮助患者维护现存功能。若患者病情或生活能力等状况急剧下降，应与患者的主要照料者或家属沟通。

2. 痴呆患者的护理　以患者的安全护理和生活护理为主。

（1）安全护理。①防走失：严密观察患者情况，严防单独外出；家属24小时陪护，保证患者不离开家属的视线；在床头放置“防走失”风险标志牌，提醒当班护士此患者存在的安全隐患；护士做好交接班工作，严格交接，明确观察重点；患者身上佩戴防走失手环内容包括姓名、地址、亲属的电话号码或智能定位装置，患者万一走失便于寻找。②防烫伤：在床头放置“防烫伤”风险标志牌，提醒当班护士注意；开水瓶定点放置在床头柜旁不宜被踢到的地面上，护士或家属协助倒开水，避免患者自行拿取开水；患者日常生活用热水洗头、洗澡等，家属须提前调试好温度；避免患者独自使用热水袋。③用药安全：各班护士严格执行输液、服药、注射的流程及查对制度；护士发放口服药做到服药到口；保管好患者自备药，防止患者擅自服用或错服药物；严格实施交接班制度，各班护士对患者的用药情况做好交接。居家用药时在显眼的地方挂上日历，一旦吃过药，就在日历上画下记号；请求家人提醒自己记得按时服药；使用摆药盒，将一周内要服用的药物放进药盒，并区分每天不同时间所需要服用的药物，从而确定是否服过药。④防跌倒：放置“防跌倒”风险标志牌，并告知患者及家属其作用和意义；对易致跌倒的危险因素，应完善健康宣教；对夜间起夜患者使用床边尿壶或便盆；对依从性差、夜间频繁起夜者必要时使用床栏报警器，护士及家属严密看护；保持环境安全，如光线明亮，室内物品合理固定放置，地板干燥防滑等；指导患者着防滑鞋，衣裤长短合适。⑤家务安全：生活中处处给自己一个小提示。水龙头上做好冷热水标志。燃气灶上方墙上贴上“关火、危险”几个字。家门内侧面用大字写上“别忘了带钥匙”等。

（2）行为异常的护理：患者常见的行为异常表现为激越行为，包括踢、推、抓、咬、打人、撕东西和破坏物品等；身体非攻击行为包括徘徊、坐立不安、重复动作、试图走到其他地方、不恰当地处理物品及不恰当地穿脱衣服等；语言激越行为包括持续要求别人的帮助或为引人注意而重复语言、消极待人或待物及尖叫等。为了较好地预防激越行为的发生应该尽量避免一切应激源。如病房环境应尽量按患者原有的生活习惯设置，使其感受到家的氛围；尽量满足患者的生理需要，鼓励患者自己完成日常生活任务，可使患者易于配合护理和较少出现激越行为。在有激越行为的患者中，试图转移患者的注意力，让其注意力集中在感兴趣的方面，也可有效地减少激越行为的发生。病房内不能放置任何危险物品，如水果刀、剪刀等。

（3）日常生活护理 ①穿着：衣服按穿着的先后顺序叠放；避免太多纽扣，以拉链取代纽扣，以弹性裤腰取代皮带；选择不用系带的鞋子；选用宽松的内裤，女性胸罩选用前扣式；说服患者接受合适的衣着，不要与之争执，慢慢给予鼓励，如告诉患者这条裙子很适合她，然后再告知穿着的步骤。②进食：定时进食，最好是与其他人一起进食；如果患者不停地想吃东西，可以把用过的餐具放入洗涤盆，以提醒患者在不久前才进餐完毕；患者如果偏食，注意是否有足够的营养；允许患者用手拿取食物，进餐前协助清洁双手，亦可使用一些特别设计的碗筷，以减低患者使用的困难；给患者逐一解释进食的步骤，并做示范，必要时予以喂食；食物要简单、软滑，最好切成小块；进食时将固体和液体食物分开，以免患者不加咀嚼就把食物吞下而导致窒息；义齿必须安装正确并每天清洗；每天安排喝水时间和次数，并注意水不可过热。③睡眠：睡觉前让患者先上洗手间，可避免半夜醒来；根据患者以前的兴趣爱好，白天尽量安排患者进行一些兴趣活动，不要让患者在白天睡得过多；给予患者轻声安慰，有助于患者入睡；如果患者以为是日间，切勿与之争执，可陪伴患者一段时间，再劝说患者入睡。④自我照顾能力的训练：对于中度痴呆患者，应尽可能给予自我照顾的机会，并进行生活技能训练，如鼓励患者洗漱、穿脱衣服、用餐、如厕等，以提高老人的自尊。应理解老人的动手困难，鼓励并赞扬其尽量自理的行为。⑤患者完全不能自理时应专人护理：注意翻身和营养的补充，防止感染等并发症的发生。

（4）心理护理：陪伴和关心患者，给予各方面必要的帮助，鼓励患者多学习和多参加社会、家庭的活动；多安慰、支持、鼓励患者，遇到患者情绪悲观时，应耐心询问原因，积极引导患者释放情绪；维护老人的自尊，注意尊重老人的人格，多鼓励和肯定患者在自理和适应方面做出的努力，切忌使用刺激性语言，避免使用呆傻、呆笨等词语。

（六）健康指导

1. 及早发现 大力开展科普宣传，普及有关老年期认知障碍的预防知识和老年期认知障碍的症状。全社会参与防治认知障碍，让公众掌握对认知障碍症状的识别。重视对老年期认知障碍的及时发现，鼓励凡有记忆减退主诉的老人应及早就医，以利于及时发现介于正常老化和痴呆之间的轻度认知障碍，对老年期认知障碍做到真正意义上的早期诊断和干预。

2. 早期预防 老年期痴呆的预防要从中年开始做起。积极合理用脑，劳逸结合，保护大脑，保证充足睡眠，注意脑力活动多样化。培养广泛的兴趣爱好和开朗的性格。培养良好的卫生饮食习惯，多吃富含锌、锰、硒等食物，如海产品、乳类、豆类、坚果类等，适当补充维生素 E。戒烟限酒。积极防治高血压、脑血管病、糖尿病等慢性病。

第4节　高血压患者的保健与护理

案例　8-3

陈先生，60 岁。发现“血压升高”3 年，间断性服用降压药，血压波动较大。近两天起床时头晕。检查：T 37℃，P 102 次/分，R 22 次/分，BP 180/120 mmHg，神志清楚，焦虑不安。心尖搏动位于左侧第 6 肋间锁骨中线外 1cm，叩诊心界向左下扩大，A_2亢进，心律齐。眼底检查可见小动脉变细、扭曲、反光增强。

问题：如何给陈先生制订合理的健康指导计划？

一、概　　述

高血压（hypertension）是以血压升高为主要临床表现的综合征。高血压的患病率、发病率及血压水平随年龄增加而升高，故在老年人中较为常见，尤其是收缩期高血压。老年高血压是指年龄 60 岁以上的老年人，在未使用降压药物的情况下，休息时收缩压≥18.7kPa（140mmHg）和（或）舒张压≥12.0kPa（90mmHg）。根据血压水平，又进一步将高血压分为 3 级。血压表 8-1。

表 8-1　血压水平分级

类别		收缩压（mmHg）		舒张压（mmHg）
正常血压		<120	和	<80
正常高值		120～139	和（或）	80～89
高血压	1 级	140～159	和（或）	90～99
	2 级	160～179	和（或）	100～109
	3 级	≥180	和（或）	≥110
单纯收缩期高血压		≥140	和	<90

注：当收缩压和舒张压分属不同级别时，以较高级别作为标准。

1. 病因　原发性高血压的病因和发病机制目前尚未完全阐明，目前认为原发性高血压是遗传易感性和环境因素相互作用的结果。①遗传因素：流行病学研究提示原发性高血压发病有明显的家族聚集性，约 60%的患者有高血压家族史。②环境因素：高盐饮食、高脂饮食、吸烟等不良生活方式与高血压的发病有关。另外，肥胖、精神紧张、长期生活在噪声环境中、睡眠呼吸暂停低通气综合征者，患高血压机会较多。

2. 病理生理　老年人以收缩压增高为主的原发性高血压较多见。其机制是机体老化使主动脉和周围动脉中层纤维化，心脏射血时主动脉不能充分膨胀，动脉系统内的血容量得不到缓解，使收缩压增高。同时又因动脉硬化，动脉回缩作用减弱，心脏舒张时舒张压相对变低。

3. 高血压的危险分层（表 8-2）

（1）心血管危险因素：①高血压（1～3 级）。②男性>55 岁、女性>65 岁。③吸烟。④糖耐量受损和（或）空腹血糖受损。⑤血脂异常。⑥早发心血管疾病家族史（一级亲属发病男性年龄<55 岁，女性<65 岁）。⑦腹型肥胖（腰围：男性≥90cm，女性≥85cm）或肥胖（BMI≥28kg/m^2）⑧血同型半胱氨酸≥10μmol/L。

表 8-2 高血压患者的危险分层标准

其他危险因素和病史	血压（mmHg）		
	1 级	2 级	3 级
无其他危险因素	低危	中危	高危
1～2 个危险因素	中危	中危	很高危
3 个以上危险因素，或靶器官损害	高危	高危	很高危
临床并发症或合并糖尿病	很高危	很高危	很高危

（2）靶器官损害：①左心室肥厚。②颈动脉超声：颈动脉内膜中层厚度增加或动脉粥样硬化斑块。③颈-股动脉脉搏波传导速度增快。④踝/臂指数<0.9。⑤肾小球滤过率降低[eGFR<60ml/（min·1.73m^2）]或血清肌酐轻度升高。⑥尿微量白蛋白增多。

（3）临床并发症：①脑血管病（脑卒中、短暂性脑缺血发作）。②心脏疾病（心肌梗死、心绞痛、慢性心力衰竭）。③肾脏疾病。④外周血管疾病。⑤视网膜病变（出血、渗出或视乳头水肿）。⑥糖尿病。

二、临 床 表 现

1. 一般表现 大多数高血压患者起病隐匿、进展缓慢。常缺乏特殊的临床表现，早期症状主要有头痛、头晕、失眠、乏力、健忘、耳鸣等，在紧张或劳累后加重。

2. 老年高血压临床表现特点 ①血压波动大：老年人血压波动大，血压昼夜节律异常的发生率高，表现为夜间血压下降幅度>10%或<20%，导致心、脑、肾等靶器官损害的危险性增加。血压波动异常可能与老年人压力感受器敏感性减退、反应迟钝有关，同时也受内外环境、季节、情绪、体位等影响。由于老年人血压不稳定、波动大，所以不能以 1 次血压测量结果判定血压是否正常，每日至少测量 2 次。②单纯收缩期高血压多见：老年人主动脉硬化，心脏射血时不能充分扩张，动脉内血流骤增得不到缓冲，导致收缩压升高，舒张压正常或降低，脉压增大。③易发生直立性低血压：多发生在降压治疗过程中及体位突然变化时。因为老年人压力感受器难以迅速调整，不能耐受急剧及迅速的降压。走立性低血压是指在体位由卧位变换为直立位的 3 分钟内，收缩压下降>20mmHg 和（或）舒张压下降>10mmHg，同时伴有低灌注的症状，如头晕或晕厥。④并发症多：老年人高血压并发症发生率高并且比较严重，对老年人健康和生命威胁极大，包括脑动脉硬化、脑卒中、心力衰竭、肾衰竭等。

三、治 疗 要 点

高血压的治疗要坚持长期、个体化的原则，包括药物治疗和非药物治疗。

1. 非药物治疗　主要指生活方式干预，即去除不利于身体和心理健康的行为和习惯。它不仅可以预防或延迟高血压的发生，还可以降低血压，提高降压药物的疗效，从而降低心血管并发症发生的风险。主要措施包括以下几点。①饮食控制：低盐（＜6g/d）、低脂、低胆固醇、高钙、高维生素、高纤维素饮食。②控制体重。③戒烟限酒。④适量体育运动。⑤减轻精神压力，保持心理平衡等。

2. 药物治疗　根据身体情况严格遵医嘱服用降压药物。常用降压药物如下。

（1）利尿剂：常用呋塞米，主要不良反应有电解质紊乱和高尿酸血症。

（2）β 受体阻滞剂：常用阿替洛尔，主要不良反应有心动过缓和支气管收缩，阻塞性支气管疾病患者禁用。

（3）钙通道阻滞剂（CCB）：常用硝苯地平、维拉帕米，主要不良反应有颜面潮红、头痛，长期服用硝苯地平可出现胫前水肿。

（4）血管紧张素转换酶抑制剂（ACEI）：常用卡托普利，主要不良反应有干咳、味觉异常、皮疹等。

（5）血管紧张素Ⅱ受体阻滞剂（ARB）：常用氯沙坦、缬沙坦，注意需要从小剂量开始使用，逐渐增量。

四、护 理 措 施

1. 一般护理

（1）休息与活动：为老年人提供安全、安静、舒适的环境。改变体位时，动作要缓慢，以防发生直立性低血压，引起晕厥。避免劳累、精神紧张。提醒老年人注意休息，保证睡眠充足。适当活动，改善脏器功能。

（2）饮食护理：忌暴饮暴食，宜少量多餐。控制钠盐的摄入，每日摄盐量不超过 6g，少食腌制食品，限制浓茶、咖啡等饮料。宜食用脱脂或低脂牛奶，少吃蛋黄。肉类以禽类、畜类瘦肉、鱼肉等为主，避免油炸食品。多食富含钾的食物，如蔬菜和水果。

2. 用药护理　非药物治疗无效者，可考虑用降压药。坚持长期用药。降压治疗药物应用应遵循小剂量、优先选择长效制剂、联合用药和个体化原则。注意用药后的血压变化以判断药物效果，并注意观察药物不良反应，是否有低血压的发生，老年人自主神经功能调节较差，用药后不宜站立太久，改变体位不宜动作太快；老年人心脏收缩力减退，避免单独使用抑制心肌收缩力的药物；尽量避免使用强效利尿剂，以免造成水、电解质紊乱，如使用噻嗪类利尿剂应注意补钾。

3. 病情观察　严密监测血压变化，定期测量并记录。开始服降压药物时或调整降压药剂量时，每天测量血压 3 次，平稳后，可适当减少测量次数。观察有无靶器官损害的征象。

4. 心理护理　保持心情舒畅和心态平衡。避免情绪激动及过度紧张、焦虑。

5. 降压目标 老年收缩性高血压的降压目标水平，收缩压降至 140～150mmHg，舒张压降至 90mmHg 以下，但不低于 65～70mmHg。糖尿病或慢性肾脏疾病合并高血压患者，血压控制目标值＜130/80mmHg。

五、健 康 指 导

1. 知识指导 忌受寒，冬季气候寒冷，老年高血压患者要尽量减少不必要的外出，以防由受寒而引起反射性的血压升高；忌饮酒，饮酒容易使交感神经兴奋，心跳加快，血压升高，加重高血压病情；忌高热量饮食，以清淡食物为主，防止体重增加。

2. 饮食指导 限制食盐，日常使用盐勺控盐，每日最多不得超过 6g；戒烟；肥胖者应适当控制体重。低脂低胆固醇饮食，少吃甜食，宜多食含钾、含钙、蛋白质和维生素丰富的食物。

3. 生活指导 指导患者参加力所能及的体力劳动和适当的体育活动，如散步、慢跑、打太极拳、做广播操等，这有助于降低血压和减轻体重。日常生活中注意情绪稳定，心平气和，生活有规律，保证充足睡眠。合理安排午睡时间。

4. 用药指导 指导患者遵医嘱坚持药物治疗，不擅自增减和中断用药，提高用药的依从性。指导患者和家属注意观察药物的不良反应。

5. 家庭血压测量指导 ①血压测量前，室内要保持安静，室温最好保持在 20℃左右。②在测量前，患者要精神放松，最好休息 20～30 分钟，排空膀胱，不饮酒、咖啡和浓茶，并要停止吸烟。③患者取坐位或仰卧位均可，受测的手臂应放在与右心房同一水平（坐时手臂应与第四肋软骨在同一水平上，卧时则放在腋中线水平），并外展 45°。将衣袖上卷至腋窝，或脱掉一侧衣袖，以便于测量。④量血压前，应先将血压计袖带内的气体排空，再将袖带平整地缚于上臂，不可过松或过紧，以免影响测量值的准确性。气袋中部对着肘窝的肱动脉，袖带下缘距肘窝 2～3cm。⑤开启血压计，并在测量完毕后记录血压测量结果。⑥第一次测量完成后应完全放气，至少等 1 分钟后，再重复测量 1 次，取 2 次的平均值作为所得到的血压值。此外，如果要确定是否患高血压，最好还要在不同的时间里进行测量，一般认为，至少有 3 次不同时间的所测血压值升高，才可以定为高血压。⑦如果需要每天观察血压变化，应在同一时间，采用相同体位，用同一血压计测量同一侧手臂的血压，这样测得的结果才更为可靠。⑧注意事项：打气时看袖带是否从旁鼓出，若鼓出应重新缠紧，以免产生误差。对脑血管意外偏瘫患者，应在健侧上肢测量。因患肢血管可能不正常，以致血压测量不准确。初诊患者应根据病情分别测左右两上肢血压，以进行对照（建议之后固定对血压值较高的那个手臂进行测量）。

第 5 节　冠心病患者的保健与护理

一、概　　述

冠心病（coronary artery heart disease，CHD）是冠状动脉粥样硬化性心脏病的简称，是指冠状动脉粥样硬化引起血管腔狭窄、阻塞和（或）由冠状动脉功能性改变（痉挛）导致心肌缺血缺氧，甚至坏死而引起的心脏病，亦称缺血性心脏病（ischemic heart disease）。

1. 病因

（1）内在因素：血脂代谢紊乱、高血压、糖尿病等；老年女性冠心病的增多还与雌激素水平下降等有关。

（2）外在因素：主要指不良的生活方式，如吸烟、缺乏体育锻炼、超重、精神紧张等。

2. 病理生理

（1）冠状动脉粥样硬化性狭窄加重　90%以上的冠心病患者均有严重的冠状动脉硬化性狭窄，老年冠状动脉病变程度严重，多支血管病变，复杂病变、弥漫病变、钙化病变较多。

（2）斑块的出血、破裂及溃疡　由于斑块偏心、纤维帽薄，含有大量的脂质及坏死组织核心，特别容易发生继发改变，如内膜下出血、斑块裂开或脱落形成溃疡，在溃疡基础上易发生血栓。

（3）冠状动脉血栓形成　在粗糙的粥样斑块及溃疡的基础上，极易形成血栓。

（4）冠状动脉痉挛　血管痉挛一般发生在无斑块一侧的动脉壁上，常常是由血管收缩物质过多及内皮受损后血管舒张因子减少所致。严重的血管痉挛也可造成心肌的明显缺血，甚至心肌梗死。

二、临床表现

1. 无症状性心肌缺血　无临床症状，但有心肌缺血的心电图表现。可见 ST 段压低，T 波降低、平坦或倒置等心肌缺血表现。部分患者有广泛的冠状动脉阻塞却没有症状，甚至有些患者在心肌梗死时也没有症状。部分患者由于心电图有缺血表现，发生了心律失常，或因为运动试验阳性而做冠状动脉造影时才发现。

2. 稳定型心绞痛　指发作 1 个月以上的劳力性心绞痛，其发作部位、频率、严重程度、持续时间、诱导发作的劳力大小、能缓解疼痛的硝酸甘油用量基本稳定。

（1）症状：发作性胸痛为主要表现，疼痛的特点如下。①疼痛部位：胸骨体上段或中段之后，可波及心前区，有手掌大小范围，界限不是很清楚。常放射至左肩、左臂内侧达环指和小指，或至咽、颈、背、上腹部等。②疼痛性质：压迫性不适或紧缩、发闷、堵塞、烧灼感，无锐痛或刺痛，偶伴濒死感。③疼痛诱因：常由体力劳动或情绪激动所诱发，也可在饱餐、寒冷、阴雨天气、吸烟时发病。④持续时间：疼痛持续时间大多在 3～5 分钟。疼痛大多于停止原来的活动后或舌下含服硝酸甘油后 1～5 分钟内缓解。可数天、数周发作 1 次，亦可一日内多次发作。

（2）老年人心绞痛特点：心绞痛疼痛部位不典型，不少患者表现为咽喉、牙齿、上肢及上腹等处疼痛；老年人对疼痛反应差，非胸痛症状突出，可表现为心前区不适、胸部梗阻感、气紧、晕厥、虚弱、嗳气、出汗等。因此，当老年人反复出现上述症状时，应警惕心绞痛发作的可能。

3. 不稳定型心绞痛　具有以下特点：①原为稳定型心绞痛，在 1 个月内疼痛发作的频率增加、程度加重、时限延长、诱发因素变化、硝酸类药物缓解作用减弱。②1 个月之内新发生的心绞痛，并由较轻的负荷所诱发。③休息状态下发作心绞痛或较轻微活动即可诱发，发作时表现为 ST 段抬高的变异型心绞痛。此外，由贫血、感染、甲亢、心律失常等原因诱发的心绞痛称为继发性不稳定型心绞痛。

4. 心肌梗死 梗死发生前一周左右常有前驱症状，如静息和轻微体力活动时发作的心绞痛，伴有明显的不适和疲惫。梗死时表现为持续性剧烈压迫感和闷塞感，甚至刀割样疼痛，位于胸骨后，常波及整个前胸，以左侧为重。疼痛部位与心绞痛部位一致，但持续更久，疼痛程度更重，休息和含服硝酸甘油不能缓解。有时候表现为上腹部疼痛，容易与腹部疾病混淆。伴有低热、烦躁不安、多汗和冷汗、恶心、呕吐、心悸、头晕、极度乏力、呼吸困难、濒死感，持续 30 分钟以上，常达数小时。发现这种情况应立即就诊。

老年人急性心肌梗死的症状与年轻者有较大差别，主要表现如下。

（1）无痛：老年人心肌梗死约 40%属无痛型，其原因主要为老年人心肌梗死常伴有严重并发症，如糖尿病、心力衰竭、心源性休克及晕厥等，掩盖了疼痛；老年患者由于神经系统衰退，常同时伴有脑动脉硬化、脑供血不足，对疼痛敏感性降低，痛阈升高，疼痛不明显；老年患者因长期反复发生冠脉循环障碍，多出现微小梗死病灶。

（2）不典型疼痛：老年患者常表现为上腹部或剑突下疼痛；疼痛性质为阵发性剧痛或闷痛，局部一般无压痛和肌紧张，极个别患者可有反射性肌痉挛，在腹部出现不同程度的压痛和肌紧张，易被误诊为腹部疾病；部分患者由于胸骨后疼痛放射至牙齿及咽部，而表现为牙痛、咽痛。

（3）典型症状者少：老年患者中典型症状不足 30%，高龄老人更少见。

三、辅助检查

1.心电图检查　老年急性心肌梗死患者的心电图可仅有 S-T 改变，而无病理性 Q 波。

2.血清心肌坏死标志物及心肌酶测定　老年急性心肌梗死患者的心肌酶可显示不同于中青年的特点，肌酸激酶同工酶（CK-MB）、谷草转氨酶（GOT）及乳酸脱氢酶（LDH）峰值延迟出现。CK-MB 和 GOT 峰值持续时间长，肌酸激酶（CK）峰值低。

四、治疗要点

1. 心绞痛缓解期治疗

（1）一般治疗：避免各种诱因；积极治疗及预防诱发或加重冠心病的危险因素；调节饮食，尤其不宜过饱；禁烟戒酒；劳逸适度。

（2）药物治疗：使用作用持久的抗心绞痛药物，常用的药物有 β 受体阻滞剂、钙通道阻滞剂、抑制血小板聚集药物等。

（3）介入治疗：经皮腔内冠状动脉成形术及支架植入术、主动脉-冠状动脉旁路移植手术。

2. 急性心肌梗死治疗

（1）强调早发现、早住院并加强院前就地处理，尽快恢复心肌的血液灌注，以挽救濒死的心肌，防止梗死扩大或缩小心肌缺血范围，保持和维持心脏功能，及时处理严重的并发症，防止猝死，使患者不但能度过急性期，且康复后还能保持尽可能多的有功能的心肌。

（2）解除疼痛：选用以下药物尽快解除疼痛：①哌替啶 50～100mg 肌内注射或吗啡 5～10mg 皮下注射，必要时 1～2 小时后再注射一次，以后每 4～6 小时可重复应用，注意防止对呼吸功能的抑制；②硝酸甘油或硝酸异山梨酯 5～10mg 舌下含服或静脉滴注。

（3）再灌注心肌：包括介入治疗和溶栓治疗。起病后 3～6 小时最多在 12 小时内，使闭塞的冠状动脉再通，心肌得到再灌注，挽救濒死的心肌，缩小梗死范围，改善预后。

（4）其他治疗：包括抗血小板治疗、抗凝治疗、调脂治疗等。

五、护理措施

1. 一般护理

（1）饮食指导：①适当食用水产品、瘦肉、豆类及豆制品，保证优质蛋白质和均衡蛋白质供给。②控制脂肪摄入，少食动物油、高脂乳制品及蛋黄、动物内脏等食品。③常食海带、紫菜等含碘丰富的海产品，可降低冠心病发病率。④适当增加膳食纤维摄入。⑤戒烟限酒。

（2）活动与休息指导：适当运动，以不出现疲劳感为宜。

（3）防治便秘：多食用富含膳食纤维的食物，即多吃蔬菜瓜果，每天进行运动锻炼，不能自主活动者每天给予腹部环形按摩，便秘时不要屏气用力，可给予开塞露简易通便，必要时给予灌肠解除患者便秘。

2. 病情观察　严密观察胸痛变化和伴随症状，密切监测生命体征、心电图、心肌酶等。

3. 用药护理　老年冠心病患者均有不同程度的肝肾功能减退。药物代谢能力减慢易在体内蓄积，故需严格掌握药物适应证和剂量，注意不良反应。①心绞痛、急性心肌梗死患者需静脉滴注硝酸甘油时，开始剂量应较成人量小，使用输液泵控制滴速，逐渐增加剂量至胸痛缓解，密切观察血压的变化。②老年人合并心力衰竭时，洋地黄剂量约为成人的 2/3，必须动态观察有无洋地黄中毒倾向。③使用硝酸异山梨酯、硝酸甘油、硝普钠、卡托普利等药物应严密监测血压、脉搏的变化。④非甾体抗炎药物对胃肠道刺激较大，故宜饭后服用。

4. 老年急性心肌梗死患者的护理　①严密监护：安置患者于冠心病重症监护病房，连续监测心电图、血压、呼吸 5～7 天，及时发现各种心律失常，同时注意有无尿量、意识等改变。②严格休息：病室保持安静、舒适，限制探视，保证患者充足的休息和睡眠时间。第 1～3 天绝对卧床休息，一切日常生活均由他人协助进行；病情稳定后可逐渐增加活动量，促进心脏侧支循环的建立和心功能的恢复；无并发症者发病后 2～3 天协助床上活动，以防止发生坠积性肺炎、便秘，防止深静脉血栓形成。

5. 心理护理　针对老年人负面情绪，给予老年人心理支持，使其心情放松。详细讲解疾病情况和预后，改善老年人的认知，消除恐惧和焦虑心理。

六、健康指导

1. 早期发现冠心病　冠心病是中老年人的常见病和多发病，处于这个年龄阶段的人，在日常生活中，如果出现下列情况，要及时就医，尽早发现冠心病。

（1）劳累、寒冷、饱餐及精神紧张时出现胸骨后或心前区闷痛，或紧缩样疼痛，并向左肩、左上臂放射，持续3～5分钟，休息后自行缓解。

（2）体力活动时出现胸闷、心悸、气短，休息时自行缓解。

（3）出现与运动有关的头痛、颈部疼痛、牙痛、上腹痛等。

（4）夜晚睡眠枕头低时，感到胸闷憋气，需要高枕卧位方感舒适；熟睡或白天平卧时突然胸痛、心悸、呼吸困难，需立即坐起或站立方能缓解。

（5）听到噪声便引起心慌、胸闷，反复出现脉搏不齐，不明原因心跳过速或过缓。

2. 心理指导 保持乐观情绪。掌握一套身体锻炼和心理调节的方法，如自我放松训练：通过呼吸放松、意念放松、身体放松或通过气功、太极拳等活动，提高自身康复能力。

3. 冠心病日常注意事项

（1）采取低脂肪、低热量、低胆固醇、低盐、高纤维素饮食，保持大便通畅；戒烟酒。

（2）积极治疗高血压、糖尿病、血脂异常等，遵医嘱服药，不随意减药或停药。外出时随身携带硝酸甘油以应急，注意避光及有效期。

（3）定期进行心电图、血压、血糖、血脂检查。如疼痛频繁、程度加重、服用硝酸甘油不易缓解者，立即就医。

4. 活动指导 评估患者活动受限程度，找出诱发疼痛的因素，和患者一起制订活动范围及原则。向患者详细讲解活动的注意事项，如避免重体力劳动、竞赛性运动和屏气用力动作等；活动时学会自己观察有无呼吸困难、胸痛等反应；避免过度紧张的工作或过长的工作时间。

5. 冠心病患者的急救指导 冠心病急性发作，患者突然剧烈胸痛、大汗淋漓，甚至突然心跳呼吸停止。遇到这种情况，家属往往慌了手脚，乱作一团，不但没有对患者进行有效的急救，而且因为一些错误做法反而加速了患者的死亡。以下介绍冠心病急性发作时的急救措施。

（1）休息：无论是心绞痛还是心肌梗死，患者首先应立即停止一切活动，坐下或卧床休息，禁止奔走呼救或步行去医院。如在室外，应原地蹲下休息。因为静止可以减少心脏的负荷，从而减少心肌耗氧量，延缓心肌细胞因缺氧而坏死。同时，精神应放松，不要过分紧张。如冬季在野外发病时应注意保暖。

（2）保持呼吸道通畅：保持有效的呼吸对冠心病急性发作的患者尤为重要。应该立即开窗通风，保持室内空气新鲜。同时解开患者衣领，及时清除其口腔内的呕吐物，以免误吸造成气道阻塞。家属还应不断安慰患者，避免过度紧张造成气道痉挛，引起窒息。有条件可立即经鼻给氧。

（3）使用硝酸甘油：有冠心病病史者应常备急救药物并随身携带。一旦心绞痛发作，可立即舌下含服硝酸甘油1片，在1～2分钟内就能奏效，作用持续约半小时，若5分钟后不缓解，可以再次含服。或含服硝酸异山梨酯1～2片，一般5分钟奏效，持续作用2小时。服用硝酸酯制剂后，注意观察疼痛的变化，心绞痛的发作，一般在休息及服用硝酸甘油后几分钟即可缓解，一般不超过15分钟，长时间的疼痛应考虑心肌梗死的可能，应迅速向急救中心呼救。

（4）心肺复苏：冠心病发作最凶险的一种类型和最常见的死亡原因是心搏骤停，常称为冠心病猝死。对一个猝死者来说，在心跳、呼吸停止后的 4 分钟是急救的关键时间。这时大脑内的能量尚未耗尽，给予及时的现场急救，可能使猝死者起死回生；如果超过 4 分钟，则脑细胞可因严重缺血、缺氧而坏死。

第 6 节　慢性阻塞性肺疾病患者的保健与护理

一、概　　述

案例　8-4

王某，79 岁，20 年前开始出现咳嗽、咳痰，咳嗽、咳痰逐渐增多，以白色黏痰为主，晨间咳嗽明显，冬春季易发，夏季症状可自行缓解。天气变化、受凉感冒、劳累易诱发。既往诊断：慢性阻塞性肺疾病。近日因感冒咳嗽，咳黄脓痰入院。查体：精神欠佳，口唇颜面发绀，呼吸急促，颈静脉怒张，肝-颈静脉回流征呈阳性，明显桶状胸，双肺呼吸音减弱。体温：38.6℃，呼吸：26 次/分，心率：90 次/分，血压：134/88mmHg，无药物过敏史。诊断：慢性阻塞性肺病急性发作。

问题：在日常生活中如何对慢性阻塞性肺疾病的老年人做好健康保健？

慢性阻塞性肺疾病（chronic obstructive pulmonary disease，COPD）简称慢阻肺，是以持续气流受限为特征的可以预防和治疗的疾病，气流受限呈进行性发展，与气道和肺组织对有毒颗粒或有害气体的异常慢性炎性反应有关，与慢性支气管炎及肺气肿密切相关，可进一步发展为肺心病和呼吸衰竭的常见慢性疾病。COPD 是老年常见病，发病率随年龄增高而增长。

1. 病因与发病机制　本病的病因与慢性支气管炎相似，与多种环境因素与机体自身因素长期相互作用有关。气道、肺实质及肺血管的慢性炎症机制，蛋白酶-抗蛋白酶失衡机制，氧化应激机制以及自主神经功能失调，营养不良，气温变化等共同作用，参与慢阻肺的发生、发展。产生两种病变：①小气道病变：小气道炎症、纤维组织形成、管腔黏液栓等使小气道阻力明显升高。②肺气肿病变：使肺泡对小气道的正常牵拉力减小，小气道较易塌陷，并使肺泡弹性回缩力明显降低。这种小气道病变与肺气肿病变共同作用，造成慢阻肺特征性的持续气流受限。反复发病可使气道狭窄或阻塞，最终导致肺气肿及肺源性心脏病。

2. 分期

（1）急性加重期：指在短期内咳嗽、咳痰、气短和（或）喘息加重、痰量增多，呈脓性或黏液性痰，伴发热等炎症明显加重的表现。

（2）稳定期：指患者咳嗽、咳痰、气短等症状稳定或症状轻微，病情基本恢复到急性加重前的状态。

二、临 床 表 现

1. 症状

（1）慢性咳嗽：常为最早出现的症状，随病程发展可终身不愈，常在晨间咳嗽明显，夜间有阵咳或排痰。当气道严重阻塞，通常仅有呼吸困难而不表现出咳嗽。

（2）咳痰：一般为白色黏液或浆液性泡沫痰，偶可带血丝，清晨排痰较多。急性发作期痰量增多，可有脓性痰。

（3）气短、呼吸困难：为慢性阻性肺疾病的主要症状，早期在劳累时出现，后逐渐加重，以致在日常生活，甚至休息时也感到气短。但由于个体差异，部分人可耐受。

（4）喘息和胸闷：部分患者特别是重度患者或急性加重时出现。

（5）其他：如疲乏、食欲减退、消瘦、抑郁、焦虑等常在慢性阻塞性肺疾病病情严重时出现，但并非慢性阻塞性肺疾病的典型表现。

2. 体征

（1）视诊：胸廓前后径增大，肋间隙增宽，剑突下胸骨下角增宽，称为桶状胸，部分患者呼吸变浅，频率增快，严重者可有缩唇呼吸等。

（2）触诊：双侧语颤减弱。

（3）叩诊：肺部过清音，心浊音界缩小，肺下界和肝浊音界下降。

（4）听诊：双肺呼吸音减弱，呼气延长，部分患者可闻及湿啰音和（或）干啰音。

3. 并发症 可并发慢性呼吸衰竭、支气管扩张症、慢性肺源性心脏病。

4. 心理-社会状况 病程长，反复发作，迁延不愈，逐渐加重，影响老人的生活自理及社交活动，加重老年人的经济负担，给患者及其家庭带来较重的经济负担及心理压力。患者常伴随焦虑、抑郁等情绪。

三、辅 助 检 查

1. 肺功能检查 肺功能检查是判断气流受限的主要客观指标。例如，一秒钟用力呼气容积占用力肺活量百分比（FEV_1/FVC）是评价气流受限的一项敏感指标。一秒钟用力呼气容积占预计值百分比（FEV_1%预计值），是评估 COPD 严重程度的良好指标。

2. 其他检查 可行 X 线检查、CT 检查、支气管镜检查、动脉血气分析等。

四、治 疗 要 点

治疗目标是改善老年患者的呼吸功能，降低抑郁程度，减少急性发作及并发症的发生。去除病因、诱因，加强呼吸功能锻炼。慢性阻塞性肺疾病的治疗在急性加重期以控制感染和改善症状为主，在稳定期以改善肺功能和预防感染为主。

1. 稳定期治疗 可采用非药物治疗、戒烟、运动或肺康复训练，接种流感疫苗与肺炎疫苗。

2. 急性加重期治疗

（1）吸氧：目标是维持血氧饱和度达 88%～95%（图 8-1）。

（2）药物治疗：支气管扩张剂，糖皮质激素，抗感染药物等。

（3）以下情况需使用机械通气（图 8-2）：呼吸困难加重，痰量增多，咳脓痰，脓痰增多，并有其他症状。

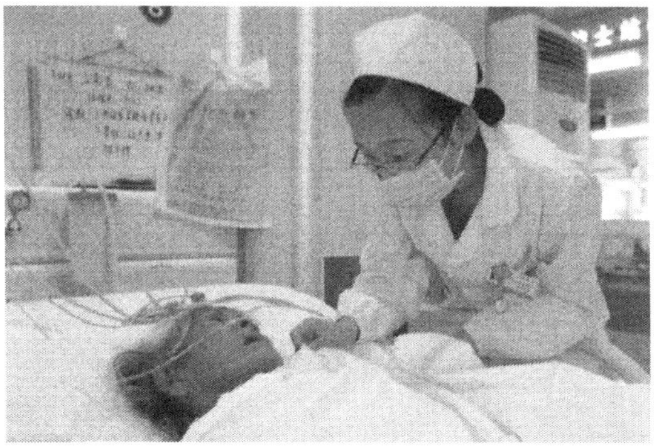

图 8-1　吸氧

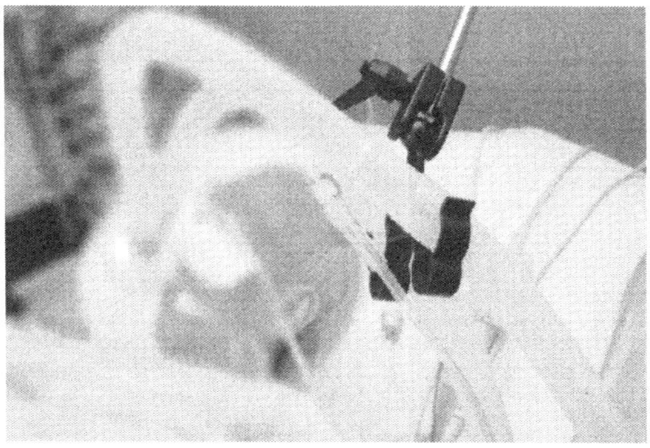

图 8-2　机械通气

五、护 理 措 施

1. 一般护理

（1）休息与体位：稳定期患者应坚持力所能及的活动，尽可能生活自理。急性加重期患者应采取舒适的体位休息，呼吸困难明显者取半坐卧位或端坐位。

（2）饮食护理：给予高热量、高蛋白、高维生素的饮食，避免进食汽水、啤酒、豆类、马铃薯等产气食物，以免加重呼吸困难。鼓励患者进食，指导餐前漱口，进餐时提供舒适的环境和喜爱的食物，以增加食欲；餐后避免立即平卧，以利于消化。

（3）氧疗的护理：呼吸困难伴低氧血症者，应予低流量、低浓度持续给氧，氧流量 1～2L/min。对慢性呼吸衰竭者，提倡进行长期家庭氧疗，鼻导管吸氧，每天大于 15 h，氧流量 1～2L/min，目的是使患者在海平面水平静息状态下达到 PaO_2＞60mmHg，SaO_2 升至 90% 以上。

2. 病情观察　观察咳嗽、咳痰和呼吸困难进行性加重的程度；注意动脉血气分析和水、电解质、酸碱平衡情况；监测生命体征，有无自发性气胸、慢性呼吸衰竭、慢性肺源性心脏病等并发症发生。

3. 用药护理　遵医嘱应用抗生素、支气管舒张药、祛痰药和糖皮质激素，注意观察疗效及不良反应。对痰液较多或年老体弱、无力咳痰者，以祛痰为主，按医嘱给予祛痰药或雾化吸入，雾化后和协助患者翻身后，应进行背部叩击，以促进排痰。

4. 心理护理　指导患者及家属正确认识疾病，增强信心，减少焦虑或抑郁情绪；若患者在参与治疗、护理过程中能积极配合，主动进行呼吸功能锻炼，应予以肯定和鼓励。

5. 呼吸功能锻炼　①缩唇呼吸：是在呼气时将口唇缩成吹笛子状，气体经缩窄的口唇缓慢呼出，其目的是提高呼气期肺泡内压力，防止呼气时小气道过早闭合，有利于肺泡内气体的排出。②腹式呼吸：患者取立位，体弱者可取半坐卧位或坐位，两手分别放于胸部和腹部，全身肌肉放松。指导患者用鼻缓慢吸气，尽量鼓起腹部，胸部不动；随后，用口缓慢呼气，同时收缩腹肌，呼与吸时间比为（1∶1）～（2∶1）。

六、健康指导

老年人随着年龄的增加，肺脏结构改变，功能减弱，导致其对疾病的防御功能变差，在各种致病因素影响下，如吸烟、劳累、环境、心理状况（如抑郁、焦虑等）的影响，容易导致慢性阻塞性肺疾病（COPD）发生。

慢性阻塞性肺疾病是可治疗和预防的，疾病的健康保健主要注意以下几点。

1. 戒烟 吸烟是导致 COPD 的主要危险因素，仅靠药物治疗难以取得良好的疗效。因此戒烟是祛除病因，阻止 COPD 发生、进展以及急性发作的关键措施。

2. 减少室内空气污染 避免在通风不良的空间燃烧生物燃料，如烧柴做饭、在室内生炉火取暖、被动吸烟等。减少职业性粉尘和化学物质吸入，对于从事接触职业粉尘的人群如：煤矿、金属矿、棉纺织业、化工行业及某些机械加工等工作人员应做好劳动保护。

3. 防治呼吸道感染 积极预防和治疗上呼吸道感染。秋冬季节注射流感疫苗；避免到人群密集的地方；保持居室空气新鲜；发生上呼吸道感染应积极治疗。

4. 加强锻炼 根据自身情况选择适合自己的锻炼方式，如散步、慢跑、游泳、爬楼梯、爬山、打太极拳、跳舞等。

5. 呼吸功能锻炼 COPD 患者治疗中一个重要的目标是保持良好的肺功能，只有保持良好的肺功能才能使患者有理想的活动耐力和良好的生活质量。因此，呼吸功能锻炼非常重要。患者可通过做呼吸操、瑜伽、深-慢腹式呼吸功能锻炼、吹口哨、吹笛子、唱歌等锻炼肺功能。

6. 提高御寒能力 御寒能力的降低可诱发 COPD 患者反复出现上呼吸道感染，因此御寒能力对于 COPD 患者显得很重要。例如，从夏天开始冷水洗脸、每天坚持户外活动等方式锻炼提高御寒能力。

7. 心理调适 良好的心情将有利于患者积极面对疾病，从而增加治疗的依从性，并有利于建立良好的人际关系，这将更有利于疾病的恢复。

8. 饮食调节 多吃水果和蔬菜，可以吃肉、鱼、鸡蛋、牛奶、豆类、荞麦等。吃饭时少说话，呼吸费力时吃得慢些。身体过于肥胖的要减肥，身体瘦弱的要加强营养，少食多餐。

9. 长期家庭氧疗 呼吸衰竭患者建议长期低流量吸氧，每天至少 15 小时。

第 7 节 糖尿病患者的保健与护理

一、概述

糖尿病是一组以高血糖为特征的代谢性疾病。高血糖则是由于胰岛素分泌不足或作用缺陷，或两者兼有引起的。糖尿病因机体长期处于高血糖状态，导致全身各个器官特别是眼、肾、心脏、血管、神经等的慢性损害及功能障碍。

1. 病因　糖尿病的病因和发病机制极为复杂，至今尚未完全阐明。引起糖尿病的病因可归纳为遗传因素和环境因素两大类。胰岛 B 细胞合成和分泌胰岛素，经血液循环到达体内靶细胞，与特异受体结合并引发细默物质代谢效应，该过程中任何一个环节发生异常均可导致糖尿病。

2. 分型

（1）1 型糖尿病：发病与遗传、自身免疫和环境因素有关，见于青少年，易发生酮症酸中毒，儿童多属此类型，需用胰岛素治疗。

（2）2 型糖尿病：有家族性发病倾向，多见于 40 岁以上成年人，大多数为体型肥胖的人群。

（3）其他特殊类型糖尿病：如胰腺炎术后继发性糖尿病，成人隐匿性自身免疫糖尿病（LADA）等。

（4）妊娠期糖尿病。

二、临床表现

1. 症状和体征　老年糖尿病患者早期常无明显的“三多一少”症状（即多饮、多尿、多食、不明原因的体重下降），有的仅表现为葡萄糖耐量降低或出现餐后血糖升高及尿糖阳性。仅有不到 40%的老年患者有多饮、多尿、多食及体重减轻的症状。老年糖尿病患者并发症和（或）伴发病较多，甚至以并发症或伴发病为首发表现。

2. 并发症

（1）急性并发症：①低血糖，是老年糖尿病患者尤其需警惕的急性并发症。常不表现为出汗、心慌、手抖等典型症状，而表现为头晕、视物模糊、意识障碍，夜间低血糖可表现为睡眠质量下降、噩梦等，无症状性低血糖发生风险更高。②高血糖高渗状态（HHS），部分老年糖尿病患者以 HHS 为首发症状，表现为高血糖症状、脱水症状及神经系统症状，表现为烦渴、多饮、淡漠、嗜睡，甚至出现幻觉、癫痫样发作、昏迷等表现。③糖尿病酮症酸中毒（DKA），多因停用胰岛素或出现感染、外伤等应激情况而诱发，表现为恶心、呕吐、食欲减退、腹痛等症状，常伴头痛、烦躁、嗜睡。老年糖尿病患者神经系统表现更突出，而胃肠道表现不明显。④乳酸酸中毒，常见于严重缺氧及肾功能不全的患者，起病较急，患者有深大呼吸、神志模糊、木僵、昏迷等症状，乳酸酸中毒发生率低，但是死亡率高。

（2）慢性并发症：①糖尿病相关眼病；②糖尿病肾病；③糖尿病神经病变；④糖尿病足；⑤心脑血管病变等。

三、辅助检查

1. 血糖　血糖是诊断糖尿病的唯一标准。正常人血糖值空腹 4.4～6.1mmol/L，餐后 2

小时 4.4～7.8mmol/L。当空腹血糖≥7.0mmol/L，和（或）餐后 2h 血糖≥11.1mmol/L 时即可确诊糖尿病。临床上有典型的“三多一少”症状者，只要一次异常血糖值即可诊断。无症状者诊断糖尿病需要两次异常血糖值。可疑者需做 75g 葡萄糖耐量试验（OGTT）以明确诊断。

链 接 口服葡萄糖耐量试验（OGTT）

可疑糖尿病者可进行口服葡萄糖耐量试验（OGTT），以明确诊断。适用于无明显临床症状，尿糖偶尔阳性而血糖正常或稍高的患者。方法：空腹 8 小时以上，抽血查血葡萄糖，后将 75g 葡萄糖粉溶入 300ml 左右温水中，在 5～10 分钟内喝完糖水，分别于 30 分钟、60 分钟、120 分钟、180 分钟抽血查血葡萄糖（必要时可查 C 肽、胰岛素）。结果判断：正常人空腹血糖≤6.1mmol/L，60 分钟血糖≤10mmol/L，120 分钟时血糖≤7.8mmol/L；糖尿病患者：120 分钟血糖≥11.1mmol/L 即可诊断。

2. 尿糖 尿糖常为阳性。血糖浓度超过肾糖阈（160～180mg/dl）时尿糖阳性。肾糖阈增高时即使血糖达到糖尿病诊断标准可呈阴性。因此，尿糖测定不作为诊断标准。

3. 尿酮体 酮症或酮症酸中毒时尿酮体阳性。

4. 血气分析 pH＜7.3，HCO_3^-＜15mmol/L 时即证实有代谢性酸中毒存在。

5. 糖化血红蛋白（HbA1c） 是葡萄糖与血红蛋白非酶促反应结合的产物，反应不可逆，HbA1c 水平稳定，可反映取血前 8～12 周的平均血糖水平。HbAlc 是判断血糖控制状态最有价值的指标。

6. 糖化血清蛋白 是血糖与人血清白蛋白非酶促反应结合的产物，反映取血前 1～3 周的平均血糖水平。

7. 血清胰岛素和 C 肽水平 反映胰岛 B 细胞的储备功能。2 型糖尿病早期或肥胖型糖尿病血清胰岛素正常或增高，随着病情的发展，胰岛功能逐渐减退，胰岛素分泌能力逐渐下降。

8. 血脂 糖尿病患者常见血脂异常，在血糖控制不良时尤为明显。表现为甘油三酯、总胆固醇、低密度脂蛋白胆固醇水平升高，高密度脂蛋白胆固醇水平降低。

9. 免疫指标 胰岛细胞抗体（ICA）、胰岛素自身抗体（IAA）和谷氨酸脱羧酶（GAD）抗体是 1 型糖尿病体液免疫异常的三项重要指标，其中以 GAD 抗体阳性率高，持续时间长，对 1 型糖尿病的诊断价值大。

10. 尿微量白蛋白 放射免疫分析法或酶联方法可灵敏地检出尿微量白蛋白排出量，早期糖尿病肾病尿微量白蛋白轻度升高。

四、治 疗 要 点

强调早期、长期、综合、全面达标及治疗方法个体化的原则。综合治疗包括两个含义：糖尿病教育、自我监测、运动锻炼、饮食治疗、药物治疗和心理疏导 6 个方面，以及降糖、降压、调脂和改变不良生活习惯4项措施。治疗目标是通过纠正病人不良的生活方式和代谢紊乱，防止急性并发症的发生和减低慢性并发症的风险，提高病人生活质量降低病死率。

1. 健康教育　指导糖尿病患者掌握糖尿病的基本知识，树立战胜疾病的信心，教育患者如何控制糖尿病，以及控制好糖尿病对健康的益处。根据每个糖尿病患者的病情特点制定个体化的治疗方案。

2. 自我监测血糖　随着便携式血糖仪的普及，患者可以根据自身情况随时监测血糖，以了解自我血糖水平。医护人员要正确指导患者血糖监测相关知识及注意事项，教会患者居家自我管理方法。

3. 运动锻炼　增加体力活动可改善机体对胰岛素的敏感性，降低体重，减少身体脂肪量，增强体力，提高工作能力和生活质量。运动的强度、时间及频率需根据患者的总体健康状况而定，指导患者进行适合个体的运动量和运动项目。运动形式可多样化，如散步、快走、慢跑、跳舞、打太极拳、游泳等。

4. 饮食治疗　饮食治疗是糖尿病治疗的基础，一部分2型糖尿病患者单用饮食治疗即可控制病情。

（1）总热量：需要根据患者的年龄、性别、身高、体重、活动量、病情等综合因素来确定。指导患者计算标准体重，可参照下述公式：标准体重（kg）=身高（cm）−105 或标准体重（kg）=[身高（cm）−100]×0.9；女性的标准体重应再减去2kg。也可根据年龄、性别、身高查表获得。算出标准体重后再依据患者日常活动量来测算每天所需热量。

（2）碳水化合物：是热量的主要来源，应占饮食总热量的 55%～65%。根据我国人民生活习惯，建议作如下估计：休息者每天主食200～250g，轻度体力劳动者250～300g，中度体力劳动者300～400g，重度体力劳动者400g以上。

（3）蛋白质：占总热量的12%～15%。蛋白质的需要量在成人为每千克体重约1g。糖尿病肾病者应减少蛋白质摄入量，每千克体重0.8g，若已有肾功能不全，应摄入优质蛋白，摄入量应进一步减至每千克体重0.6g。

（4）脂肪：脂肪的能量较高，每克产热量9kcal。约占总热量的25%，一般不超过30%，每日每千克体重0.8～1.0g。动物脂肪主要含饱和脂肪酸，植物油中含不饱和脂肪酸较多。糖尿病患者易患动脉粥样硬化，应以植物油为主，更有利于控制血总胆固醇及低密度脂蛋白胆固醇水平。

5. 药物治疗

（1）口服药物治疗

1）促胰岛素分泌剂　作用于胰岛B细胞表面的受体，促进胰岛素分泌。前提条件是有功能的胰岛B细胞。代表药物有磺脲类、非磺脲类和二肽基肽酶-4抑制剂（DPP-4抑制剂）。

2）胰岛素增敏剂　增加胰岛素敏感性，增加外周组织对葡萄糖的摄取和利用，抑制肝糖原分解和糖异生。代表药物有双胍类和噻唑烷二酮类。

3）α-葡萄糖苷酶抑制剂　通过抑制小肠黏膜上皮细胞表面的α-葡萄糖苷酶，延缓碳水化合物的吸收，降低餐后高血糖。代表药物有阿卡波糖、伏格列波糖。

（2）胰岛素治疗：胰岛素按来源分为动物胰岛素、人胰岛素和胰岛素类似物。按作用时间分为速效、短效、中效、长效以及预混胰岛素（表 8-3）。胰岛素可通过胰岛素专用注射器、胰岛素笔、无针注射器（图 8-3）、胰岛素泵（图 8-4）等方式注入体内，目前尚无口服的胰岛素。胰岛素治疗的最常见不良反应为低血糖。

表 8-3　胰岛素制剂

胰岛素制剂	起效时间	作用峰值（小时）	常规用法
短效胰岛素（RI）	15～60 分钟	2～4	餐前 30 分钟
速效胰岛素类似物（门冬胰岛素、赖脯胰岛素）	10～15 分钟	1～2	餐前或餐后立即
中效胰岛素（NPH）	2.5～3 小时	5～7	睡前
长效胰岛素（PZI）	3～4 小时	8～10	睡前
长效胰岛素类似物（甘精胰岛素，地特胰岛素）	2～3 小时	无峰值	睡前
预混胰岛素（门冬胰岛素 30、门冬胰岛素 50）	10～20 分钟	1～4	早晚餐前 10 分钟
预混胰岛素（诺和灵 30R）	30 分钟	2～3	早晚餐前 30 分钟

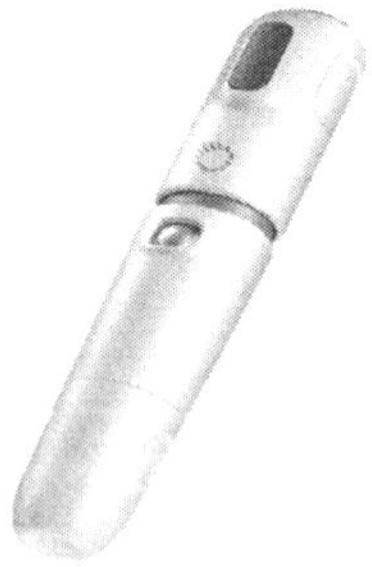

图 8-3　无针注射器

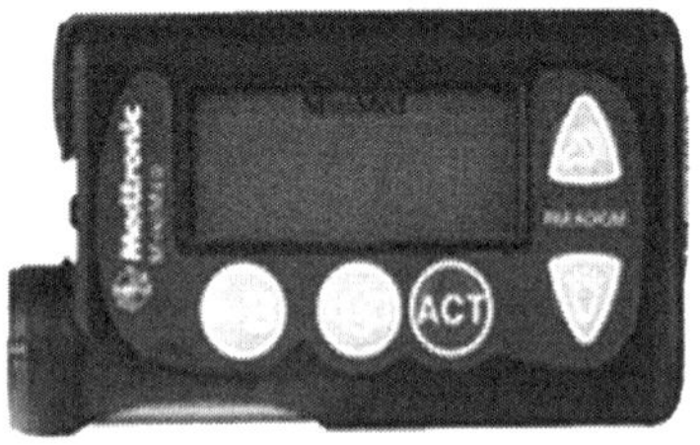

图 8-4　胰岛素泵

链 接　胰岛素泵

胰岛素泵是采用人工智能控制的胰岛素输入装置，通过持续皮下输注胰岛素的方式，模拟胰岛素的生理性分泌模式从而控制高血糖的一种治疗方法。其工作原理是模拟正常胰腺的胰岛素分泌模式，持续 24 小时向患者体内输入微量胰岛素；基础率是控制两餐间和夜间的基础胰岛素；大剂量是控制餐后血糖和高血糖校正所需的胰岛素量。作为一种特殊的胰岛素输入装置，胰岛素泵治疗的目的与胰岛素治疗的目的是一致的；即控制糖尿病患者的高血糖，以减少糖尿病急、慢性并发症发生的危险；相对于常规的胰岛素治疗方法，胰岛素泵治疗可更长期平稳、安全地控制血糖，减少低血糖的发生，提高患者生活质量。

五、护 理 措 施

1. 一般护理　生活有规律，身体情况允许时，可进行适当的运动，循序渐进并长期坚持，运动方式可结合患者的爱好，老年人以散步为宜，不应超过心肺及关节的耐受能力，否则会导致并发症，让患者明确饮食控制的重要性；低糖、低脂肪、低胆固醇、高蛋白质、高维生素饮食，计算标准体重，控制总热量，严格定时定量进餐，饮食搭配均匀，分配一般为 1/5、2/5、2/5 或 1/3、1/3、1/3；按时测体重，每日起居应有规律，养成早睡早起的好习惯；患者易产生焦虑，应鼓励患者，坚持控制血糖，可避免或延缓并发症的发生，并给予精神上的支持。

2. 用药护理

（1）磺脲类药物的护理：协助病人于早餐前半小时服用，严密观察药物引起的低血糖反应，此外，还应注意水杨酸类、磺胺类、保泰松、利血平、β 受体阻断药等可增强磺脲类降糖药的作用，而噻嗪类利尿药、糖皮质激素等可降低磺脲类药物降血糖的作用。

（2）双胍类药物的护理：餐中或餐后服药或从小剂量开始可减轻胃肠道不良反应。

（3）α-葡萄糖苷酶抑制剂类药物的护理：应与第一口淀粉类食物同时嚼服。如与胰岛素促泌剂或胰岛素合用可能出现低血糖，处理时应直接给予葡萄糖口服或静脉注射，进食淀粉类食物或蔗糖无效。

（4）噻唑烷二酮类药物的护理：密切观察有无水肿、体重增加、缺血性心血管疾病及骨折的风险等，一旦出现应立即停药。

（5）注射胰岛素患者的护理：抽吸胰岛素剂量必须准确，抽吸时摇匀并避免剧烈振荡，观察和预防胰岛素不良反应，如低血糖反应、胰岛素过敏及注射部位皮下脂肪萎缩或增生；两种胰岛素合用时，先抽吸短效胰岛素，后抽吸中效及长效胰岛素。

3. 皮肤护理　用中性肥皂和温水洗浴，避免皮肤抓伤、刺伤和其他伤害；足部保健，每天用温水洗脚，保持足趾间清洁及干爽，防止干裂与感染；可以自行按摩足底，加强局部血液循环；穿宽松、柔软、透气的鞋袜，防止被挤压，防止外伤；经常检查双足的温度和感觉，检查足背动脉搏动，以便及时发现问题和处理。不论在室内还是在室外，切勿赤脚行走，以防异物损伤足部皮肤；袜子要选择透气性、吸水性好，松软、舒适的纯棉或纯毛织品，袜口不能过紧，以免影响血液循环。

4. 眼部病变的护理　若出现视物模糊，应减少活动，保持大便通畅，以免用力排便。视力下降时，加强对患者日常生活的协助和安全护理。

5. 糖尿病酮症酸中毒、高渗性昏迷的护理　快速建立静脉通路，纠正水、电解质紊乱及酸碱平衡失调，纠正酮症症状。昏迷者按昏迷相关护理措施处理；按医嘱准确足量使用胰岛素，严密监测血糖和电解质的变化，根据血糖的变化及时调整胰岛素的用量，严密监测生命体征、尿量、尿糖、尿酮体的情况，观察患者瞳孔神志及排泄物性状等，准确记录 24h 出入量，进行心电监护。

6. 低血糖的预防及处理

（1）老年人由于机体反应能力低下，容易发生不易察觉的低血糖，如心慌、出冷汗、哆嗦、饥饿感等低血糖表现不明显；老年人如果出现精神萎靡、头晕、嗜睡等症状或行为异常，应及时检测血糖，发现低血糖时，应立即口服糖块 2～4 块或喝糖水 100ml，或进食饼干等含糖类的食物（粮食），严重时应立即到医院就诊，静脉注射或静脉滴注葡萄糖。

（2）低血糖容易导致心、脑血管疾病的突发事件，如心绞痛、心肌梗死、脑卒中等，如不及时处理会危及生命。因此，平时预防低血糖的发生尤为重要，应用口服降糖药及胰岛素治疗时，要保证每日所需糖类（粮食）的摄入，避免空腹运动。老年人外出时应携带救助卡和糖块，救助卡上面记录姓名、家庭住址、联系电话、就诊医院，说明自己有糖尿病，出现异常情况时可能是低血糖，请人协助自己进食糖块或协助就医。

（3）老年糖尿病患者血糖不宜控制得过低，空腹血糖应控制在不超过 7.8mmol/L，餐后 2h 血糖应控制在不超过 11.1mmol/L。

六、健康指导

向患者及家属讲述糖尿病的病因、治疗及预后；教会患者及家属计算标准体重，并学会初步计算饮食中的蛋白质、脂肪和碳水化合物的含量；教会患者分配三餐及合理安排膳食结构；依据患者病情采用一定的运动量及运动方式，教会患者选择合适的运动方式，确定运动强度，确保运动安全；指导患者糖尿病急慢性并发症的防治知识等。增强自护能力是糖尿病老年患者提高生活质量的关键。由于老年人记忆力减退、理解力差，应尽量使用通俗易懂的语言并耐心细致地讲解，还可配合各种教学辅助工具，教会老人及家属正确的自我护理方法。①指导患者定期检查牙齿，保持口腔卫生，避免口腔感染。②指导患者正确洗澡和足部护理的方法。③指导患者戒烟，吸烟可加重动脉粥样硬化，引起血液循环不良。④指导糖尿病患者正确使用血糖仪自测血糖、注射胰岛素。⑤指导患者学会自我监测病情，病情反复或加重时及时就诊。

（刘红霞　雷　蕾　曾志羽　谭静文　曾玉萍　莫小樱）

第九章　老年人常见安全问题与应急处理

老年人的常见健康问题主要为跌倒、走失、烫伤、误吸、噎食、猝死、骨折、外伤等，其发病率随着年龄的增大而增多，积极有效地防治与护理老年人的健康问题，有利于提高老年人的生命质量。

第1节　跌　倒

案例　9-1

陈奶奶，女，81岁，独居，傍晚时分邻居发现其跌倒在家门外，当即不能站立。老人诉左髋部疼痛异常，送往医院，有高血压史20余年，一直服用3种降压药，具体不详，有慢性青光眼病史，视力较差，双膝骨关节炎10余年。X线检查：患者股骨颈骨折，完全移位。

问题： 1. 陈奶奶跌倒的危险因素有哪些？

2. 老年人跌倒的预防措施有哪些？

跌倒是指身体的任何部位（不包括双脚）因失去平衡而意外地触及地面或其他低于平面的物体。在我国，跌倒是65岁以上老年人的首位伤害因素，随着人口老龄化进程加快和人均寿命延长，为保证老年人拥有较高的生活质量，降低医疗保健费用的支出，减轻社会疾病负担，老年跌倒的预防控制已成为全社会关注的公共卫生问题和健康问题。

一、危险因素与危害

（一）内在危险因素

1. 年龄、性别因素　年龄越大发生跌倒的风险越高，且老年女性发生跌倒的概率明显高于老年男性（1.5∶1～2∶1），这是因为老年女性活动少、肌力差、平衡功能受损、认识能力受损等比老年男性严重所致。

2. 感觉系统、神经系统功能下降　视力、视觉分辨率、视觉的空间、深度感及视敏度下降，触觉下降，传导性听力损失，下肢关节的位置觉下降等均可导致平衡能力降低。中枢神经系统控制能力下降、反应能力下降、协同运动能力下降也会导致跌倒的发生风险增加。

3. 平衡能力和肌肉力量改变　平衡能力损害是老年人跌倒最关键的预警指标，其外观显著特征为步态变化。肌力减退也是平衡能力下降和步态失稳的重要原因之一，是老年人发生跌倒的独立危险因素。

4. 疾病因素 疾病导致机体的病理改变可能影响感觉及中枢神经系统和骨骼肌肉力量的协调。研究发现，多数患者在跌倒发生前均有身体不适及慢性病病史，并且所患慢性病种类越多，跌倒的危险性越大。

5. 药物因素 药物在老年人体内代谢相对较慢，容易发生蓄积和不良反应。例如，口服降压药物过量，可能出现降压灌注不良综合征。镇静、催眠及抗惊厥类药物可导致老年患者本体觉下降、意识混乱、反应时间延长等，影响运动功能。氨基糖苷类、利尿剂、奎尼丁等药物可干扰前庭正常功能，增加跌倒的发生危险。服用大量不同种类的药物会发生药物联合作用，导致老年人跌倒的危险性更大。

6. 心理因素 老年人自我认知欠缺，对危险性认识不足，不愿麻烦护士和家属，会使跌倒的危险增加。沮丧、抑郁、焦虑等心理状态可削弱老年人对环境和他人的注意力，从而增加老年人发生跌倒的危险。

（二）外在危险因素

1. 环境因素 老年人发生跌倒与环境因素息息相关。光照不适宜、光滑的地板、松软的地毯、床和家具高度不合适、过道有障碍物、卫浴设备太高或太低、无扶手装备等都会增加老年人发生跌倒的危险。

2. 预防跌倒的意识与行为 独居老年人发生跌倒的危险性增加。陪护人员跌倒防范意识，护理人员的配备、服务意识及态度，规章制度是否健全等都是需要进行评估的重要内容。此外，跌倒史、营养状况、运动锻炼情况、日常生活能力等也是需要进行护理评估的重要内容。

二、护 理 措 施

（一）创造良好的环境

适合老年人居住的环境应是：室内采光适当，床的高度应在40～60cm，选用防滑地砖，室内地面避免湿滑，走廊及厕所、浴室安装墙壁扶手，扶手高度与老人腰部持平，长度约50cm，浴室及厕所加装防滑垫（图9-1）、冲凉座椅（图9-2）等，家具简单稳固，储物柜高度适宜，柜中分隔层间距应按老人放置物品的习惯和使用的频率设计，避免使用太深、太厚的沙发，配备拐杖，卧室摆设固定且简单，床的高度适宜，空调的吹风口尽量远离老人经常坐的位置或床的位置，阳台照明灯开关安装在室内靠近门口处，朝阳的阳台尽量少放杂物，并在一个空闲角落放置休闲椅和小桌，以方便老年人晒太阳和休息。对于有跌倒风险的老年人需要做好安全标语的提示（图9-3）。

（二）做好疾病的治疗和护理

医护人员应教育并监督老年人定期进行体检。对患有高血压、冠心病及直立性低血压的老年人，护理人员应帮助其分析发生跌倒的危险因素及发病的前驱症状，掌握发病规律以做好预防措施。对患有脑血管疾病后遗症等导致平衡功能障碍者，应在医务人员的协助下评定其步态和平衡能力，并进行必要的功能训练。积极治疗帕金森病、认知障碍等神经或精神性疾病。对于患有骨关节肌肉疾病者，应在医生的指导下进行功能锻炼以保持骨关节的灵活性，防止肌肉萎缩和骨质疏松。

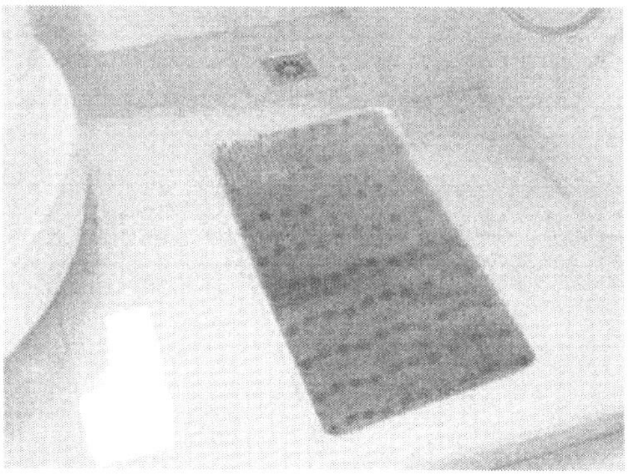

图 9-1　厕所防滑垫

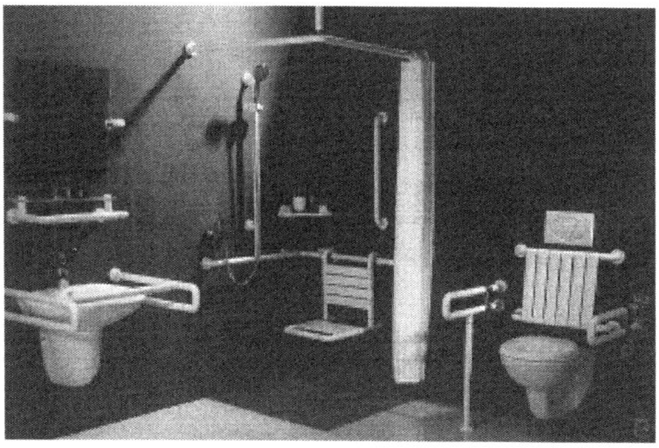

图 9-2　冲凉座椅

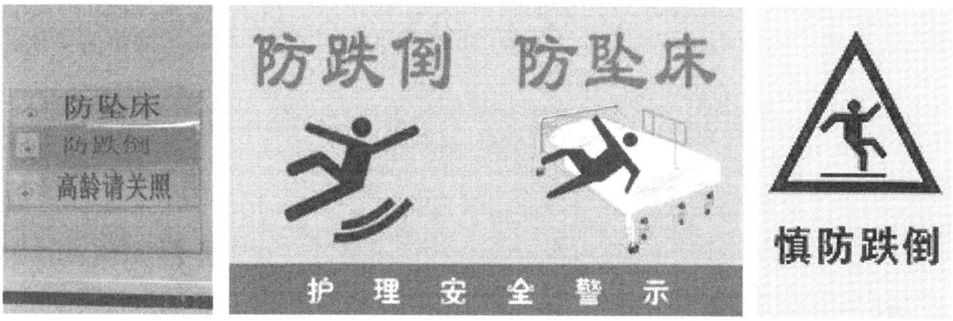

图 9-3　防跌倒安全标识

（三）指导老年人合理用药

对需要服药治疗疾病的老年患者，护士在给药前应了解药物的不良反应，把用药的注意事项向患者及其家属作详细的解释，并按医嘱正确给药，密切观察。例如，镇静催眠药、降压药、降糖药、利尿药、血管扩张剂等会影响老年人的意识、精神、步态和血压，导致感觉迟缓、反应变慢、认知能力削弱以及平衡感减退等。对可能增加跌倒危险的药物，要核对并确认是否仍有使用的必要；尽可能限制同时使用多种药物，如镇静催眠药、抗精神病药和麻醉镇痛药的合用。

（四）日常生活指导

1. 适宜的运动　体育锻炼有助于增加肌肉力量，防止骨流失，增强骨骼及韧带强度。鼓励有跌倒风险的老年人坚持参加规律的、个体化的体育锻炼，以达到增强肌肉力量、平衡能力、步态稳定性与灵活性的目的，如散步、慢跑、打太极拳、平衡操等都是适合老年人的运动方式。

2. 合理的饮食　老年人可预防性服用维生素 D 和钙剂，含维生素 D 的食物主要有禽肉、蛋、鱼肝油、鳗鱼等，以及木耳、香菇等菌类，高钙食品主要有鲜奶、鱼类、乳制品、大豆、豆制品、海带和虾米等。可通过补钙增强骨质，对预防跌倒有较好效果。

3. 安全的活动 根据跌倒风险的大小，合理安排活动，不要勉强从事自己做不到的动作。行走时要先站稳再起步，转换体位时动作要慢，避免过度劳累，避免从事重体力活动和危险活动外出有人陪同。需要借助辅助器械如各种拐杖、轮椅、眼镜等。老年人活动时一定要不急不躁，按事先安排与计划，按顺序逐一完成，并且要专注。意识障碍者，床边应加床挡。反应迟钝者，睡前应将便器放在床旁。

4. 合理的穿着 衣裤要舒适，尽量穿合身的衣服，裤子不宜太长，鞋子选用胶底的合适的防滑鞋，避免穿高跟鞋、拖鞋及鞋底过软的鞋子，避免摔倒。应在椅子上坐稳后穿脱衣裤。

5. 正确起床方法 遵守“3 个 30 秒”，即醒后 30 秒再起床，起床后 30 秒再站立，站立后 30 秒再行走；起床时出现头晕、下肢无力、步态不稳或不能移动时，立即原地坐下或立即卧床，并叫他人帮助；长期卧床者第一次下床时需要给予帮助，并指导患者起床、翻身动作不可过猛，以恒定的速度进行；使用扩血管药物（如硝酸甘油）的患者，用药后宜平卧 30 分钟再活动，起床时动作不可过猛，宜缓慢；行动不便、虚弱致无法自我照顾、视力下降的老年人，需有人陪同下床，协助日常生活。

三、跌倒后的处理

（一）老年人跌倒后的现场处理

发现老年人跌倒后不要急于扶起，要分情况处理。

1. 对于意识不清的老年人应立即拨打急救电话。有外伤、出血患者，立即止血、包扎；有呕吐者，将头偏向一侧，并清理口、鼻腔呕吐物，保证呼吸通畅；有抽搐患者，移至平整软地面或身体下垫软物，防止碰、擦伤，必要时牙间垫较硬物，防止舌咬伤，不要硬掰抽搐肢体，防止肌肉、骨骼损伤。如出现呼吸、心跳停止，应立即进行心肺复苏等急救措施。

2. 对于意识清楚的老年人需要询问老人跌倒情况及其跌倒过程，如不能记起，可能为晕厥或脑血管意外，应立即护送至医院诊治或拨打急救电话，询问老人是否有剧烈头痛、手脚无力，观察是否有口角歪斜、言语不利等提示发生脑卒中的情况，若有此情况不可立即扶起老人，否则会加重患者脑出血或脑缺血症状。有外伤、出血患者，应立即止血、包扎并护送至医院进一步处理；查看有无肢体疼痛、畸形、关节异常、肢体位置异常等提示骨折的情形，查看有无腰、背部疼痛，双腿活动或感觉异常及大小便失禁等提示腰椎损害的情形，应立即拨打急救电话，如无相关专业知识，不要随便搬动患者，如必需搬动，应尽量保证平稳，保护患者，避免损伤神经和血管；如老年人试图自行站起，可协助老年人缓慢站起，然后坐下或平卧休息并观察，确认无碍后方可离开；老人发生跌倒后均应在他人陪同下到医院诊治。

（二）跌倒后自行起身的正确方法

背部先着地的患者应弯曲双腿，挪动臀部到放有毯子或垫子的椅子或床铺旁，然后使自己坐稳或平躺，盖好毯子，然后向他人寻求帮助。

第2节　走失与防范

走失是指因视觉空间功能损害，伴随地点定向力障碍和时间定向力障碍，在离家稍远的地方迷失方向，导致走失。患有阿尔茨海默病、脑血管疾病、精神疾病等的老年人，由于记忆力障碍或丧失，易走失。走失事件的发生，不仅给老年人造成身心伤害，也给其家庭带来很大的压力和负担。老年人走失已经成为社会关注的问题。

一、危险因素与评估

（一）危险因素

1. 疾病因素

（1）阿尔茨海默病是老年人走失最常见的原因。由于定向力障碍而导致走失，是近年来城市老年痴呆症患者最突出的首发症状。

（2）头部或其他疾病直接或间接对大脑造成损害，如颅脑外伤、脑肿瘤、脑膜炎、铝中毒等直接对大脑神经造成损伤。

（3）精神疾病也是老年人走失的危险因素之一，如老年精神分裂症等。

2. 认知不足　对老年人认知障碍认识不足，缺乏预见性的安全管理措施。

3. 生活环境改变　老年人尤其阿尔茨海默病患者对长期居住地的周围环境很熟悉，不易走失。一旦改变居住地，对周围环境不熟悉，外出离家较远、时间较长，容易走失。

4. 衰老　由于视觉、感官和认知、记忆功能下降，老年人发生走失的概率相对较高。

5. 药物　老年人服用镇静药、催眠药、降压药、抗抑郁药等精神类药物。

（二）危险因素评估

1. 一般状况的评估　评估年龄，既往史和现病史，有无认知障碍、痴呆症等，有无走失的经历。评估用药情况，特别是镇静药、抗抑郁药、抗焦虑药等。评估老年人对周围环境的了解程度和辨别程度。

2. 认知程度评估　评估近期记忆、计算力、视觉空间技能是否有减退，是否有性格和情感改变。应用早期痴呆症状评估量表，如简易精神状态检查（MMSE）。

二、预　　防

（一）走失前常见表现

1. 情绪低落，有孤独感，自卑感增强。
2. 夜间睡眠不佳。
3. 对新住所或医院环境表现出陌生感。

4. 精神症状：兴奋型，情绪激动、易激惹，左顾右盼，心神不宁，焦虑、坐卧不宁，东张西望，频繁如厕。

（二）预防措施

1. 走失前的观察和预测

（1）观察和预测老年人有无走失可能，对有出走企图者要心中有数，要注意观察老年人的行为举止、精神状态、情绪反应，掌握和了解老年人的心理状态。

（2）准确、动态地评估老年人的认知能力。

（3）观察老年人有无出走前的异常表现，如焦虑、坐卧不宁、东张西望、频繁如厕、一反常态等。

（4）熟知老年人用药情况，特别是镇静药、抗抑郁药、抗焦虑药等。

（5）了解老年人对周围环境的熟悉程度和辨别程度。

2. 日常生活方面

（1）安全方面：对于走失可能性较大的老年人，应禁止其单独外出活动；对于阿尔茨海默病、严重精神症状的老年人要有专人看护，外出活动时要有陪伴并提前告知老年人，避免过多迁居；随身携带安全卡：对有走失危险的老年人应制作一个身份识别卡片，卡片上填写老年人的姓名、身份证号码、家庭成员的联系电话、疾病史、过敏史、正在服用的药物等，便于接受他人的救助；如果是阿尔茨海默病的患者，最好在衣服里放置一个 GPS 定位器或佩戴定位手环，以便寻找。

（2）生活方面：营造良好的生活环境，无论家庭还是社区，应为老年人营造一个积极、安全和温馨的居住环境；满足老年人的合理需求，培养其良好的睡眠习惯，严防老年人夜间走失。

（3）心理支持：家人应经常与老年人交谈，减少其孤独感。

（4）居住环境：创造舒适、方便、安全的生活和治疗环境；对居住的房间门口，做特殊、容易记忆的标识，以便老年人辨认；安装门禁系统，进出随手关门；在居住的房间门口、病区、楼道、出入口安装摄像头，在病房严格交接班制度，定时巡视，做好外出登记；患者床头应放置红色醒目的“防走失”警示标志，制作随身联系卡放入患者衣服口袋内，写明医院科室、姓名、家庭地址和联系电话。设计各类标识时需考虑老年人视力、听力逐渐下降的特点，注意设计的尺寸、色彩、可辨识度等多因素。

3. 记忆训练 将患者熟悉的照片、家人和朋友的旧照片收集起来，拿给患者辨认帮助其回忆，鼓励患者讲述过去的经历，帮助患者重组记忆；和患者建立良好的医患关系，了解患者的兴趣爱好，鼓励患者多用语言表达，强化病区环境介绍，向患者和家属发放医院及病区环境示意图；教老年人记住家附近的标志性建筑（如商场、超市、公园等）的名称。每次训练≤30 分钟，训练由简单到复杂，以免时间过长患者注意力不集中。

4. 行为能力训练 包括自理能力训练，选择洗漱、穿衣、进餐、排便、行走等日常生活能力。采用先叙述后模拟的方式进行训练；对有自理能力的轻度痴呆患者，最大限度地维持老人的自我照顾能力，动态调整护理计划；寻路能力训练，带老年人反复熟悉常去的地方并加强辨认，记忆标志性建筑物，拍成图片，反复记忆。

5. 社会方面　积极构建老年人救助与保障体系；医疗机构或社区应建立“防护网”，建立一个专门防止老年人走失和查询相关资料的信息网络，并将热线电话向社会公布。在此信息网络中设立老年人资料库及个人档案。

6. 加强健康教育　①积极开展健康教育讲课，普及相关知识，加强科普宣教力度，提高家属和照护者对老年人走失的防范意识。②介绍老年人走失的常见误区：为防止老年人走失而限制活动范围。久而久之会使老年人孤独感增强，产生离家出走的想法，更容易发生走失。

三、应急处理措施

1. 迅速评估可利用的人力、物力资源，必要时报警，共同寻找老年人。
2. 找回老年人后将其安置在一个安全舒适的地方。
3. 立即观察老年人的神志、生命体征、情绪反应等情况。
4. 检查老年人全身有无外伤、出血、皮肤破溃等，必要时立即送老年人就医，积极完善相关检查。
5. 耐心倾听老年人的表述，切勿指责老年人，消除其思想负担，同时帮助其解决一些实际性的问题，使其安心。

链 接

日本防老年人走失：指甲上贴二维码（图 9-4）。

作为世界上老龄化最严重的国家之一，日本推出了在老年人拇指指甲和脚趾甲上贴上二维码的防走失措施，这一措施在关键时候可能会救老年人一命。二维码印刷在透明的 1 英寸大小的防水标签上，可以粘贴最多两周时间。二维码记录有患者姓名、家庭住址、电话号码和紧急联系人。但是，二维码不会追踪老年人行踪，只有在警察局扫描时，二维码才会提供更详细信息。

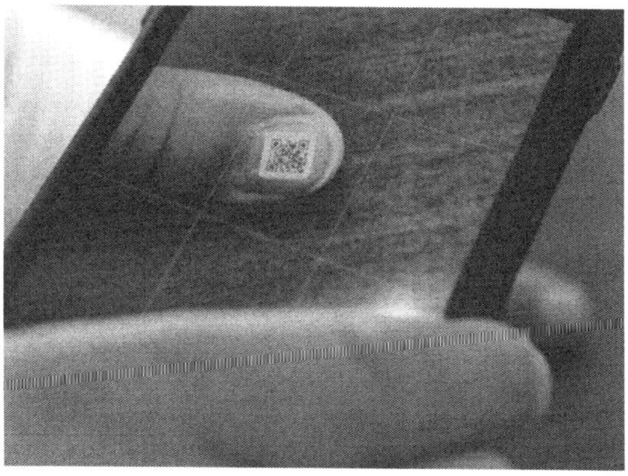

图 9-4　日本防老年人走失：指甲上贴二维码

第 3 节　烫伤与防范

案例　9-2

91 岁的王大爷平时喜欢泡脚，边泡边加开水。前天晚上，王大爷加开水时，开水瓶上的塑料手柄突然断了，开水泼到脚上。王大爷当时并未感觉到疼痛，随便涂了点膏药，昨日早晨起床后发现伤口溃烂流脓，随后家人立刻将他送到附近的医院治疗。

问题： 1. 王大爷在日常生活中应如何预防和正确处理烫伤?

2. 烫伤的应急处理措施和流程。

烫伤是由无火焰的高温液体，如沸水、热油、钢水、高温固体或烧热的金属、高温蒸汽等所致的人体组织损伤。日常生活中多见的是低热烫伤，是因为皮肤长时间接触高于体温的低热物体而造成的烫伤。老年人皮肤随年龄增长而变薄，皮肤的附属器如毛囊、汗腺及皮脂腺均衰退，皮肤张力、感觉功能、对外保护作用、对周围环境温度调节功能变差，再生功能降低或减弱，免疫功能降低，皮肤血运减慢，皮肤对温度、疼痛感觉迟钝，因此，在低温的持续作用下也容易导致烫伤。

一、危 险 因 素

1. 衰老 机体老化导致老年人痛温觉减退，同时老年人视力下降，末梢循环差，对热的耐受力降低，易导致皮肤红肿、水疱、破溃等不同程度的损伤。

2. 治疗中的热应用 一些药物性热疗，若不按照医护人员要求或说明书应用，也容易导致皮肤烫伤。

3. 生活中的热应用 老年人使用热水袋、电热毯、电暖手宝等取暖物品时，由于温度过高、外表无包裹直接接触皮肤等造成烫伤。老年人活动能力下降，做饭时热蒸汽、热油等易导致烫伤。老年人痛温觉减退，沐浴或泡脚时，水温过高也可导致烫伤。

二、烫伤的分度

烫伤的分度见表 9-1。

表 9-1 烫伤的分度

烫伤分度	临床表现
Ⅰ度	损伤仅及皮肤表层，局部出现红、肿、热、痛、红斑，无水疱。一般 2～3 天后症状消失，脱屑痊愈，无瘢痕
浅Ⅱ度	损伤达真皮层，出现水疱、剧痛，疱皮破裂后可见潮湿红润的基底，水肿明显，7～14 天后愈合，不留瘢痕，有色素沉着
深Ⅱ度	损伤达真皮深层，水疱可有可无，痛觉迟钝，表面撕脱后可见基底湿润苍白，间有小出血点，水肿明显，3～4 周愈合，常有瘢痕
Ⅲ度	损伤累及皮肤全层、皮下组织、肌肉、骨骼等，根据损伤深度不同局部可为苍白、焦黄或焦黑，痛觉消失，无水疱，干燥。2～4 周后焦痂脱落，有肉芽创面，一般须植皮方能愈合

三、预 防 措 施

1. 对于住院老年人

（1）应进行烫伤的风险评估：昏迷、瘫痪、衰竭、麻醉未醒及感觉迟钝者；病情需要热疗者；年老体弱者（年龄＞65 岁）存在风险。

（2）热疗时严格遵守护理操作规程，使用前告知热疗的目的、方法，讲解注意事项，不擅自进行热疗。

（3）正确掌握热水袋、微波、远红外灯等热疗的时间、温度和距离；对于特殊老年人应由护士专门指导。

（4）用热过程中定时巡视，注意观察局部皮肤有无发红、水疱，询问老年人有无疼痛等不适主诉。

（5）做好护理记录，进行交接班。

2. 对于居家老年人　在日常生活中如能留意以下重点，可有助于减少被蒸汽、沸水、沸汤、沸油等烫伤的机会。

（1）使用煮食器具：①开热壶盖时要小心，以免被蒸汽烫伤。②壶嘴要向内放，以免不小心碰翻。③外出前、电话铃响或有人探访等，切记先关掉炉具。④避免直接拿取或运送盛满的热水壶、汤煲和刚煮热的食物。⑤取热器皿时，应用隔热手套或毛巾来隔热。

（2）使用家庭电器：①使用质量合格的家用电器。②接触电插座时，应保持手部干燥，以免触电。③避免同一插头使用多种电器用品，令电插座负荷过重。④破旧电线须彻底更换，切勿用胶布包裹破损的电线。

（3）视力障碍者：对于有视力障碍的老年人，其日常倒热水、喝热汤等活动，应由照顾者协助完成。

（4）其他：①泡脚或坐浴时，水温为 39～42℃（用水温计进行测试），应先用手试过水温后，再行使用；沐浴时，应先注入冷水，再注入热水，试过水温后再沐浴。②使用热水袋时，盛水应不超过其 3/4 的容量，温度＜50℃，要旋紧盖子，检查热水袋有无漏水及破损，并加上布套，方可使用。

四、应急处理措施

烫伤最重要的急救措施是减轻伤处的热力，同时要预防伤口感染。伤口处理的方法如下。

1. 保持镇定，冷水浸泡或冷敷受伤部位至少 10 分钟，以减轻疼痛。勿用冰直接敷伤口，以免破坏组织细胞。

2. 由于受伤部位肿胀，应立即除去束缚性物品，如手表、手镯、戒指、紧窄的衣物如腰带、靴或鞋等。

3. 如衣服与伤口粘在一起，则不要勉强除去与皮肤粘在一起的衣服，以免撕破皮肤，增加被感染的风险。

4. 伤口护理

（1）水疱的处理：用生理盐水冲洗，对直径＞2cm 的清澈水疱应使用无菌注射器扎破抽吸，无菌干纱布擦干，创面内层给予油纱银敷料覆盖，外层用纱布或泡沫敷料保护。

（2）破溃的处理：用生理盐水冲洗，无菌纱布擦干创面。对周围皮肤红肿及创面破溃患者也给予上述方法。使用油纱银预防及控制感染减轻疼痛，外用泡沫敷料吸收渗液，促进上皮组织生长。

（3）清创：用生理盐水冲洗伤口及周围皮肤，无菌纱布擦干创面。采用适量水凝胶敷料敷于坏死组织上，起到自溶性清创效果，外层敷料可选用半透膜敷料封闭，避免再损伤。

（4）控制感染：渗液少且周围红肿热痛时，可选用油纱银敷料控制感染，外层用纱布或水胶体固定。渗液多时，选用藻酸盐银敷料覆盖，外层用纱布或泡沫敷料固定。

（5）促进上皮爬行：当出现100%肉芽组织时，可外用薄型泡沫，促进肉芽组织生长，促进上皮爬行。

链接 烫伤急救误区

1. 烫伤后不及时局部处理　有的老年人或照顾者认为烫伤后用自来水冲洗会引起感染，因此在烫伤后不用水冲洗。实际在发生烫伤后，尽早脱离热源很重要，应用大量自来水冲洗患处，带走组织中过多的热量，才能更好地散热。

2. 烫伤后局部不正确保护　由于相关知识缺乏，老年人在烫伤后外抹牙膏、酱油或菜油等保护患处，而这些东西会遮盖患处，不利于医生观察和处理，特别是酱油含盐，会使组织细胞脱水，加重损伤。

3. 认为不痛是烫伤轻的表现　有的老年人认为烫伤后感觉不疼是病情轻的表现，然而事实恰恰相反。损伤到皮肤表层和中层时，神经细胞很敏感，所以疼痛较重。当伤及皮肤深层时，疼痛不再剧烈，病情反而更重。

第4节　误吸和噎食

一、概　　述

（一）概念

误吸是指（来自）口腔、食管、胃或鼻腔的物质经咽进入气管的过程。液体和固体均可造成误吸。如胃内容物、口水、食物或鼻腔内的分泌物被吸入气道内，其表现为突然剧烈呛咳、气急，继而出现喉鸣、吸气时呼吸困难、声音嘶哑等，严重者可出现口唇、指甲青紫、面色青白等缺氧症状，会在数分钟内因窒息缺氧而死亡。

噎食是指食物堵塞咽喉部或卡在食管的狭窄处，甚至误入气道导致窒息甚至死亡。特征为：老年人进食时突然不能说话，并出现痛苦表情，用手按住颈部或胸部，如为部分气道阻塞，老年人可出现剧烈的咳嗽，咳嗽间歇有喘鸣音。

（二）误吸、噎食的原因

1. 老年人由于生理老化导致神经反射活动衰退，吞咽肌群互不协调，引起吞咽障碍。

2. 老年人消化功能降低、咀嚼困难、唾液分泌减少，使其在进食过程中易发生呛咳或噎食。

3. 老年人不良或不正确的进食方式、进食不卫生的食物。如口中进食食物过多，边进食边说笑，边进食边喝水；进食大块的食物；进食圆形、滑、黏性的食物；对于吞咽困难的老年人，食物成糊状时等。

4. 老年人基础疾病。如神经系统疾病的脑卒中后遗症、帕金森病，呼吸系统疾病等，导致身体各器官衰老、功能衰退，进而导致会厌功能不全、咳嗽反射减退，是发生误吸、噎食的根本原因。

5. 胃肠功能减弱。当老年人体位发生改变、或腹部压力增大时，发生反流，容易引起误吸。

6. 药物性因素。如茶碱类、钙拮抗药等，大量使用镇静药，导致消化功能减弱，胃内容物残留引发误吸。

7. 人为因素。对老人进食条件评估不足，如吞咽功能评估不足；老人进食的体位准备不充分，如卧床老人进餐时，床头未抬高 30°～45°，易引起食物反流；喂食的方式和速度，每次喂食量等。

（三）误吸、噎食的临床表现

误吸、噎食均可能造成气道梗阻，可为部分或完全气道梗阻，表现为呼吸困难、咳嗽、气急、剧烈阵咳等。

老年人误吸时表现不一定很明显，很多老年人误吸时没有呛咳、咳嗽等显性症状，表现为隐形误吸。误吸可导致出现肺部感染。

噎食时食管梗阻，表现为大量食物积存于口腔、咽喉前部，阻塞气管。患者面部涨红，并有呛咳反射。如嵌顿在喉部时出现喉鸣、声音嘶哑，吞咽困难以及疼痛。严重者满头大汗、面色苍白、口唇发绀，造成急性左心衰竭、急性呼吸衰竭、窒息甚至死亡。

二、预　　防

1. 评估老年人的意识状态、病情、身体状况、吞咽功能、咳嗽反射、咀嚼功能等，根据病情选择进食途径，如是否选择经口或插胃管进行鼻饲。

2. 改良饮食，提供易于吞咽的食物，根据患者的咀嚼、吞咽功能和意识状态，饮食性质从全流质逐渐向半流质、普食过渡。进食体位给予坐位或半坐卧位，保持舒适体位，进食后采取右侧卧位。

3. 注意饮食的速度和数量，协助老年人进食时，掌握喂食技巧，少量多餐。避免催促老年人，保证老年人有充足时间进行咀嚼和吞咽，观察是否出现呛咳、噎食。

4. 指导老年人进食时不要说话，要细嚼慢咽。

表 9-2 洼田饮水试验

等级	表现
1 级（优）	能顺利一次将水咽下
2 级（良）	分 2 次以上，但不呛咳地咽下
3 级（中）	能 1 次咽下，但有呛咳
4 级（可）	分 2 次以上咽下，但有呛咳
5 级（差）	频繁呛咳，不能全部咽下

注：让老年人端坐，喝下 30ml 温开水，观察所需时间和呛咳情况。正常：1 级，5 秒之内；可疑 1 级，5 秒以上或 2 级；异常：3～5 级。

5. 住院老年患者，气管插管拔管后 2 小时内不宜进食，拔管后根据病情留置胃管 1～3 天，拔胃管前做洼田饮水试验（表 9-2），恢复吞咽功能后才可拔除胃管经口进食。对仍需鼻饲者，按鼻饲常规进行观察。

6. 对于咳痰的老年人，鼓励咳嗽排痰及做呼吸锻炼，协助患者排痰，保持呼吸道通畅，以增强保护性的生理反射，预防误吸的发生。

7. 加强看护和陪护，增强抢救意识，随时做好抢救准备。

8. 注意用药安全，观察药物的反应，特别是胃肠道的反应，是否影响老年人的消化功能。

误吸和噎食是老年人常见健康问题之一，应注意对其吞咽功能进行评估，运用正确的方法和技术对老年人的进食情况行干预，针对原发病进行积极治疗，增强体质，进行吞咽功能训练，防止发生不良事件。

吞咽功能训练能增强老年吞咽功能障碍患者恢复吞咽功能的信心，且能有效改善中度吞咽障碍患者的吞咽功能。例如，防噎食吞咽技巧训练有助于患者咽下反射恢复，帮助患者进行最大限度的吞咽，防止食物进入气道以防误吸、噎食发生。可在专业的医生和护士的指导下进行吞咽功能训练和治疗。

三、应急处理措施

（一）急救原则和方法

（1）急救原则：①及时识别诊断。②就地抢救，分秒必争。

（2）急救方法：①拍背法。抢救者站立在老年人的侧后位，一只手放置于老年人胸部以围扶老年人，另一只手掌根部对准老年人肩胛区脊柱，用力给予连续 4～16 次快而有力拍击。拍击时应注意将老年人头保持在胸部水平或低于胸部水平，充分利用重力作用使异物排出。②腹部手拳冲击法（海姆立克腹部冲击法），见图 9-5。此法是一种简便易行、人人应掌握的急救法。其具体操作方法是：意识尚清醒的老年人可采用立位或坐位，抢救者站在老年人背后，双臂环抱老年人一手握拳，使拇指掌关节突出点顶住老年人腹部正中线脐上部位，另一只手的手掌压在拳头上，连续迅速向内、向上推压冲击 6～10 次，注意不要伤其肋骨。昏迷倒地的老年人采用仰卧位，抢救者骑跨在老年人髋部，按上法推压冲击脐上部位。这样冲击上腹部，等于突然增大了腹部

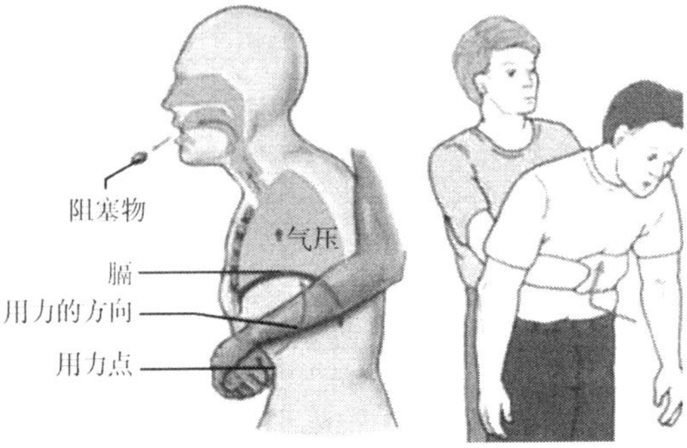

图 9-5 噎食、误吸急救方法

压力，可以抬高膈肌，使气道瞬间压力迅速加大，肺内空气被迫排出，使阻塞气管的食物（或其他异物）上移并被驱出。如果一次冲击无效，隔几秒钟后，可重复操作一次，造成人为的咳嗽，将堵塞的食物团冲出气道。

（二）急救方法注意要点

1. 对噎食、误吸的老年人采取应急救助措施时，急救人员应根据老年人的表现，快速判断老年人可能出现的问题，同时寻求他人帮助。

2. 用手或汤匙迅速抠出老年人口咽中积聚的食物团（或异物）。如老年人牙关紧闭或抽搐，可用筷子等撬开口腔掏出食物团（或异物），并解开老年人衣领口。

3. 协助意识清醒的老年人采取立位或坐位，意识不清或卧床的老年人采取平卧位，头偏向一侧。迅速采取腹部手拳冲击法进行救助。

4. 救助时应严密观察老年人的情况，必要时及时协助老年人就医。特别提示：噎食、误吸急救方法的选择因人而异、因地制宜。但都应以抢救老年人生命为准则。抢救时动作用力适度，以免造成肋骨骨折或内脏损伤。

四、治疗方面存在的困难

1. 老年患者全身健康状况差，有多种或多系统内科并发症，增加了外科治疗的困难和风险，使治疗过程复杂化，往往需要多科协同处理。

2. 骨骼组织的退化，骨量减少和骨微结构的破坏，骨的物理强度会显著降低，骨折固定的可靠性明显降低，骨折愈合过程迟缓。

（韦荣泉　刘丹丹　谭静文　邹宝林）

第十章 临 终 关 怀

随着社会经济文化的进步和医疗卫生事业的发展，临终关怀在卫生保健体系中越来越受到人们的关注，它对提高临终患者的生命质量具有重要意义；同时中国社会人口老龄化日益加剧，对临终关怀的服务需求也日益增加，这对临终关怀的发展既是契机也是挑战。

案例 10-1

患者，男性，82岁，高血压病史15年，肝癌晚期，1个月前因大面积脑梗死急诊入院治疗。患者入院时昏睡，左侧瞳孔4.0mm，右侧瞳孔2.5mm，对光反射弱，右侧肌力0级，左侧肌力3级。CT显示脑梗死、肺炎，患者大小便失禁，ADL评分0分。

问题： 1. 患者是否已进入临终期？

2. 患者在意识清醒时曾表示不愿意进行有创机械通气等抢救措施。针对此患者，应如何为患者及家属开展临终关怀建议？

第1节 概 述

一、临终关怀的概念

临终关怀（hospice care）也称临终照护，兴起于20世纪60年代，是指由医学、护理学、心理学、社会学等多个学科人员联合组成的团队，为临终患者和家属提供包括医疗、护理、心理、社会、宗教等全方位的身心关怀和照护，其目的是尊重患者生命、减轻患者痛苦、提高患者临终生命质量、维护家属身心健康，使患者有尊严地、舒适地走完人生的最后阶段。

二、临终关怀的服务内容

1. 常见症状的治疗及护理 老年人临终阶段难免会出现各种躯体疾病症状，如感染、疼痛、呼吸困难、恶心、呕吐、厌食、压疮、谵妄及大出血等，一定程度的治疗和症状控制及周到的护理有利于最大限度地减轻患者身体上的痛苦，提高患者临终阶段的舒适度。

2. 为临终患者及家属开展“死亡教育” 生老病死是生命的自然规律，死亡是生命历程的最终阶段，既不可回避，也无法抗拒，正确地理解和认识生命，坦然接受死亡，树立正确的死亡观，对提高患者临终的生命质量有着非常重要的意义。

3. 满足临终期生活照护 为患者提供舒适、温暖的临终环境；根据患者的饮食习惯满足患者营养需求；协助患者取舒适的体位，防止压力性损伤的发生；保持患者皮肤干燥、衣着干净整洁，做好口腔、排泄护理，增加患者舒适感；合理安排患者的日常生活，协助患者适当活动，鼓励患者多与人沟通；在治疗护理过程中，尊重患者，保护患者隐私，动作轻柔，避免给患者带来不必要的痛苦。

4. 为临终患者及家属提供心理支持 在患者生命的最后阶段，患者及家属在情感上都难以接受现实，往往出现否认、愤怒、焦虑甚至抑郁情绪，医护人员应注意观察患者心理变化，鼓励患者表达心理感受，耐心倾听，理解和尊重患者，提供必要的帮助。

5. 为临终患者提供社会支持。

三、临终关怀的影响因素

虽然我国内地临终关怀起步较晚，但自 1988 年天津医科大学成立第一家临终关怀研究中心以来，随着社会经济及卫生保健水平的提高，我国临终关怀事业取得了长足的进步，当前影响我国临终关怀事业发展的主要因素有以下几点。

（一）社会大众对临终关怀的认知度和接受度不够

目前社会大众对临终关怀的服务内容存在一定程度的误解，认为临终关怀等同于放弃治疗放弃生命；另外，受传统伦理道德观念的影响，家属担心受到道德谴责，同时情感上不愿意接受亲人即将死亡的事实；因此，对于即使失去救治意义的患者也要求医院积极救治，这往往使患者在临终阶段遭受过度治疗、徒增痛苦，也导致了医院医疗资源的浪费。

（二）临终关怀服务供给不足

临终关怀机构设置需要较多医疗设备和人力投入，需要大量资金支持，近年来虽然政府在这方面提供了一定程度的政策和资金支持，也引进了部分民间资本，但显然还远远不够。临终关怀机构为了运营需向患者收取一定的费用，这也使一部分低收入群体望而却步。

（三）临终关怀教育尚未普及

我国国内的临终关怀教育发展较晚，人们谈死亡而色变，对生老病死的生命规律缺乏理性的认知。即使在医院，开展死亡教育也困难重重，患者和家属回避、抗拒谈论死亡或拒绝接受死亡；由此看来，对社会大众普及死亡教育更是需要一个较漫长的过程。在这种情况下，临终关怀服务的发展必然受到制约，严重影响了临终患者的死亡质量。

四、临终关怀的意义

随着人口老龄化的发展和人口平均寿命的延长，社会对临终关怀服务的需求也越来越大，人们在关注寿命长短的同时也逐渐开始关注死亡质量，发展临终关怀服务事业，既是社会发展的需要也是随着经济发展和人们日益增长的医疗保健服务的需要，它对临终患者、家属及整个社会都具有重要的意义。

（一）提高临终患者生活质量和死亡质量，维护临终患者尊严

临终关怀是在临终患者生命末期，对患者实施全面的疾病护理和生活照料，避免过度医疗，减轻患者痛苦，增进患者舒适感，关注患者心理状态和情感变化，减轻患者恐惧，帮助患者完成遗愿，使患者安静、平和地走完人生的最后旅程。

（二）安抚家属，减轻家属经济及心理负担

临终关怀服务工作内容之一就是对家属的支持，对家属开展哀伤辅导、心理支持，使家属平和接受亲人死亡的事实，缩短悲伤时间，走出痛苦，尽早开始新的生活。

（三）避免医疗资源浪费

临终关怀服务引导人们理智地对待没有意义的救治，避免过度医疗和造成医疗资源浪费。

（四）体现了人类社会文明的发展

临终关怀事业的发展需要人们转变观念，改变面对死亡的态度，认识自然规律，面对现实，承认死亡。同时尊重患者及家属意愿，尊重客观事实，通过临终关怀服务来替代医疗救治，合理利用有限的医疗资源，保证卫生服务的公平性和可及性，体现真正的人道主义精神，这不仅是社会发展的需要，也体现了人类文明的发展。

第2节　老年人的死亡教育

一、死亡教育的概述

死亡教育就是如何认识和正确对待死亡的教育，它利用不同学科的理论知识如医学、心理学、社会学、哲学、伦理学等帮助人们改变面对死亡的态度、树立对死亡的正确认识，使人们具有健康而积极的生命观。鼓励家属帮助患者完成遗愿，制订遗嘱，从容地走完生命的最后阶段。

死亡教育起源于美国，1963 年美国明尼苏达州立大学首设死亡教育课程，随后死亡教育逐渐成为学校教育的一门课程。我国临终关怀教育是从 20 世纪 80 年代初开始的。当时，我国部分学者翻译和引进了国外的一些有关死亡教育的书籍，并在医学院校的相关课程中增添了死亡教育的内容，引导并呼吁整个社会认识死亡教育、接受死亡教育并积极开展死亡教育。但受传统文化观念、社会经济支持等因素的制约，死亡教育至今仍未普及。

二、老年人面对死亡的态度

老年人对待死亡的态度受到许多因素的影响，如文化程度、社会地位、宗教信仰、心

理成熟程度，年龄、性格、身体状况、经济情况和身边重要人物的态度等。老年人对待死亡的心理类型如表 10-1 所示。

表 10-1　老年人对待死亡的心理类型及表现

心理类型	老年人特征	常见表现
理智型	文化程度和心理成熟程度比较高	能从容地面对死亡，尽量避免自己的死亡给亲友带来太多的痛苦和影响，并在临终前安排好自己的工作、家庭事务及后事
积极应对型	大多是低龄老年人，并且有很强的斗志和毅力	有强烈的生存意识，能用顽强的意志与病魔作斗争，能忍受病痛的折磨和诊治带来的痛苦，并寻找各种治疗方法以求得生机
接受型	农村老年人居多或信仰某种宗教	这类老年人分为两种表现：①无可奈何地接受死亡的事实；②把此事看得很正常，认为死亡是到天国去，是到另一个世界去。因此，自己能平和地准备后事
恐惧型	一般都有较好的社会地位、经济条件和良好的家庭关系，期望能在老年享受天伦之乐，看到儿女成家立业、兴旺发达	极端害怕死亡，十分留恋人生，往往会表现为不惜代价、冥思苦想地寻找起死回生的药方，全神贯注于自己的机体功能上，如喜欢服用一些滋补保健药品，千方百计地延长生命
解脱型	家境贫苦、饥寒交迫、衣食无着，缺乏子女的关爱，或者身患绝症、病魔缠身，极度痛苦	大多有着极大的生理、心理问题。对生活已毫无兴趣，觉得活着是一种痛苦，因而希望早些了结人生
无所谓型	—	不理会死亡，对死亡持无所谓的态度

三、老年人死亡教育的内容

死亡教育是实施临终关怀的先决条件，只有帮助患者及家属建立正确的生死观，才能使患者及家属接受临终关怀服务，最终达到提高临终患者生命质量的目的。死亡教育包括：死亡基本知识教育、死亡与生命辩证关系教育、死亡心理教育、死亡权利教育等。对老年人进行死亡教育的内容主要有以下几方面。

1. 克服怯懦思想　医护人员引导并告知老年人生命的意义，教育老年人自杀是怯懦的表现，坚强面对、积极求生、获取生命比死更有意义。

2. 正确地对待疾病　疾病危及人的健康和生命，与疾病斗争一定意义上就是与死亡作斗争，医护人员应该引导患者认识到积极的心理活动有利于提高人的免疫功能，良好的情绪、乐观的态度和充足的信心是战胜疾病的良药。

3. 树立正确的生命观　任何人都不可避免地要面对死亡，但任何人都不是为了等待死亡而来到这个世界上的，我们既要追求生命质量，也不可忽视了死亡质量，在生命的尽头充满尊严地、平和地接受死亡，是告别这个世界最体面的方式。

第 3 节　老年人的临终护理

一、临终护理的概念

临终护理是对已失去治愈希望的患者在生命的最末阶段所实施的一种积极的综合护

理，是临终关怀的重要组成部分。其特点是从单纯地治愈疾病向综合性的对症和整体化护理转化，护理的重点是症状控制（减轻躯体的痛苦）、心理支持（减轻心理的痛苦）和家属的安慰。核心是“关心”，其目的是尽最大努力、最大限度地减轻患者的痛苦，稳定情绪，缓和面对死亡的恐惧与不安，维护其尊严，提高生命质量，使临终患者在亲切、温馨的环境中离开世界，达到优死的目的。

二、临终老年人的心理问题及护理

心理护理是临终老年人护理的重点。临终患者主要的心理问题是觉得自己成为他人负担，感觉失去尊严、生活的意义和目标，因而我们必须充分理解临终老年人的心理状态，满足其身心需要，使他们在安静舒适的环境中以平静的心情告别人生。给予老年人心理支持和精神慰藉，可以采取以下措施。

1. 耐心倾听 鼓励老年人表达自己的情感，护士应耐心倾听，不要随意打断老年人的倾诉，倾听过程中用合适的方式表达对老年人的支持和理解。

2. 真诚交谈 与老年人交谈时护士应态度诚恳，注意力集中，循序渐进，逐渐了解老年人真实的想法和临终前的遗愿，保护老年人的自尊，尊重老年人的权利，尽量满足老年人的要求，减轻他们的焦虑、抑郁和恐惧，使其没有遗憾地离开人世。

3. 轻柔触摸 触摸是大部分临终老年人愿意接受的一种方法。护士在护理过程中可以轻轻抚摸临终老年人的手、手臂、额头等，通过触摸增加老年人的安全感，给老年人带来温暖，减少孤独和恐惧感，取得老年人的信任。

4. 有技巧地开展死亡教育 护士首先应了解老年人的民族习惯和宗教信仰，并根据其不同的性格、心理表现、社会文化背景，在合适的时机，引导老年人及家属首先从探讨生与死的意义开始，试探老年人及家属的反应，如患者及家属无抗拒及反感情绪，方可进一步逐渐开展死亡教育，以期最终帮助老年人树立正确的生命观，从死亡的恐惧与不安中解脱出来，以平静的心情面对即将到来的死亡。

三、老年人临终前常见的症状和护理

（一）疼痛

疼痛不仅局限于生理范畴，还涉及心理及精神等领域。在治疗方面，老年人与年轻人遵循同样的治疗指南。

控制疼痛应及时、有效，遵循 WHO 推荐的“三阶梯法”。止痛药应规律、足量，且对持续存在的疼痛，定时预防性地给予止痛药，而不是等到疼痛发生时再控制。为取得老年人的配合，护士要详细注明药物的名称、服药的时间及方法，充分解释使用止痛药物的理由，并注意及时评估老年人止痛后的止痛效果，如未达到解除或减轻疼痛症状，应及时增加剂量或换成其他药物；注意观察用药后的不良反应，如有无恶心、呕吐、便秘等；对无法口服止痛药者可使用静脉注射、肌内注射、皮肤贴片及舌下含服等其他止痛方式。

（二）感染

大多数疾病的终末期常合并严重的感染如肺炎、泌尿道感染及菌血症等，感染的原因有很多，如长期卧床、营养不良、免疫力降低、失禁、进食困难等，这往往又是导致老年人死亡的主要原因之一。在临终护理中，落实相关治疗护理措施，增加营养、增强机体的免疫力、训练基本活动功能、做好皮肤护理、预防肺部误吸等对减少老年人感染的发生率意义重大，必要时也要协助老年人进行抗生素的治疗。

（三）呼吸困难

在临终阶段 50%～70%患者会出现呼吸困难，极大地影响患者的生活。一旦发生呼吸困难，应首先寻找原因，了解患者是有心力衰竭、慢性阻塞性肺疾病、支气管感染及胸腔积液等，并针对病因进行适当的处理。首先给予患者氧气吸入，可在一定程度上缓解患者缺氧症状；病情允许时可适当取半坐卧位或抬高床头；患者床旁应备好吸引器，必要时负压吸痰帮助排出痰液和口腔分泌液；必要时根据医嘱应用抗焦虑剂或使用吗啡降低呼吸速率，吗啡和其他镇静剂可能会引起呼吸抑制，使用前应评估患者情况并和家属进行充分沟通，签署知情同意书后方可使用；对张口呼吸者，用薄湿纱布遮盖口部，能避免口腔黏膜干燥、痰痂形成。

（四）大出血

一次出血量在 800ml 以上时，会出现休克现象，是造成临终病人死亡的直接原因，需要迅速予以控制。因此，护士应准备好镇静剂、止血药及吗啡，以便随时遵医嘱给予患者镇静、止血及止痛，并配合医师进行其他止血处理。当患者大出血时，护士应陪伴并安抚患者，减轻患者的恐惧心理。胃肠道出血者一般应禁食 24～48 小时，呕血者头偏向一侧，防止误吸；便血频繁者，护士可在患者肛周垫上纸垫，患者每次排便后应拭净，保持臀部清洁。

总之，护理人员要密切观察病情变化，加强巡视，做好抢救准备。同时，让家属做好心理和物质准备，安排善后事宜。

（刘红霞 路平华）

附录　中国老年人潜在不适当用药目录

药物名称	风险点	风险强度赋值均数
A 级（优先警示药物，24 种/类）		
神经系统用药		
地西泮	①老年人体内半衰期延长；②神经系统不良反应（镇静时间延长、嗜睡、健忘、共济失调、认知功能障碍、激越、烦躁不安、幻觉、精神错乱、抑郁）；③跌倒和骨折；④低血压；⑤呼吸抑制	高（4.18）
艾司唑仑	①神经系统不良反应（镇静时间延长、嗜睡）；②跌倒	低（3.84）
唑吡坦	①神经系统不良反应（认知功能障碍、激越、烦躁不安、幻觉、精神错乱、反应时间延长）；②跌倒和骨折	低（3.72）
苯巴比妥	①神经系统不良反应（镇静时间延长、逆转性兴奋作用、嗜睡、记忆减退、异常反应、激越）；②运动障碍、共济失调；③呼吸抑制	高（4.21）
尼麦角林	①疗效不确切；②用药风险大于获益；③直立性低血压；④跌倒	低（3.81）
精神药物		
奥氮平	①神经系统不良反应（镇静时间延长、认知功能障碍）；②锥体外系和抗胆碱能不良反应（帕金森病、肌张力减退）；③跌倒；④增加精神病患者的病死率	低（3.78）
利培酮	①避免用于痴呆患者行为异常的治疗，仅在非药物治疗失败或患者对自己及他人造成威胁时应用；②增加痴呆患者的脑血管意外及死亡风险	低（3.79）
解热、镇痛、抗炎与抗风湿药及抗痛风药		
布洛芬	①消化道出血、溃疡；②肝损伤；③肾损伤；④高血压	低（3.60）
双氯芬酸钠	①消化道出血、溃疡；②肝损伤；③肾损伤；④高血压	低（3.77）
心血管系统用药		
多沙唑嗪	①直立性低血压；②脑血管和心血管疾病；③尿失禁/排尿障碍；④神经系统不良反应（眩晕、轻微头晕、嗜睡）	低（3.76）
胺碘酮	严重心律失常（QT 间期延长和尖端扭转性心律失常）	高（4.06）
地高辛（＞0.125mg/d）	①老年人敏感性增加（女性＞男性）；②肾脏清除率降低和电解质紊乱时中毒风险增加	高（4.68）
抗感染药物		
克林霉素	①过敏样反应（过敏性休克、高热、寒战、喉头水肿、呼吸困难）；②泌尿系统不良反应（血尿、急性肾损伤）	低（3.71）
氨基糖苷类抗生素	①肾损伤；②耳毒性	高（4.29）
抗过敏药		

续表

药物名称	风险点	风险强度赋值均数
异丙嗪	①抗胆碱能不良反应（口干、视物模糊、胃肠道反应）；②神经系统不良反应（镇静、嗜睡、意识障碍）；③老年人过敏反应首选非抗胆碱能抗组胺药	高（4.03）
苯海拉明	①抗胆碱能不良反应（口干、视物模糊、胃肠道反应）；②神经系统不良反应（镇静、头晕、意识障碍）；③心电图变化；④老年人过敏反应首选非抗胆碱能抗组胺药	低（3.81）
内分泌系统用药		
胰岛素	①低血糖风险（谨慎增加剂量）	低（3.62）
生长激素	①体液潴留（水肿、关节痛、腕管综合征）；②男子女性型乳房；③空腹血糖受损	低（3.76）
血液系统用药		
氯吡格雷	①血液系统不良反应（血小板减少、中性粒细胞减少、胃肠道出血、紫癜、鼻出血、眼部出血、血尿、颅内出血）；②神经系统不良反应（头痛、头晕、意识混乱、幻觉）	低（3.71）
消化系统用药		
莨菪碱类	①疗效不确切；②抗胆碱能作用强；③避免使用（特别是长期使用）	高（4.06）
西咪替丁	①神经系统不良反应（意识障碍、谵妄）；②比其他 H_2-受体阻滞剂有更多的相互作用	低（3.78）
B 级（常规警示药物，48 种/类）		
神经系统用药		
氯氮䓬	①老年人体内半衰期延长；②神经系统不良反应（镇静时间延长、嗜睡、健忘、共济失调、认知功能障碍、激越、烦躁不安、幻觉、精神错乱、抑郁）；③跌倒和骨折；④低血压；⑤呼吸抑制	高（4.66）
硝西泮	①神经系统不良反应（镇静时间延长、认知功能障碍、嗜睡、健忘、共济失调、情绪激动、烦躁不安、幻觉、精神错乱、抑郁）；②跌倒和骨折；③低血压；④呼吸抑制	高（4.24）
阿普唑仑	①老年人体内半衰期延长；②神经系统不良反应（镇静时间延长、嗜睡、健忘、共济失调、认知功能障碍、情绪激动、烦躁不安、幻觉、精神错乱、抑郁）；③跌倒和骨折；④低血压；⑤呼吸抑制	低（3.95）
劳拉西泮	①神经系统不良反应（镇静时间延长、健忘、共济失调、认知功能障碍、行为异常）；②跌倒；③低血压；④呼吸抑制	高（4.09）
巴比妥类（除苯巴比妥外）	①比大多数镇静催眠药更易产生依赖性、耐受性和撤药反应；②神经系统不良反应（意识不清）；③跌倒和骨折	高（4.21）
苯妥英	①神经系统不良反应（谵妄、震颤、共济失调、眼震）；②贫血；③骨软化症；④跌倒	高（4.08）
氯硝西泮	①神经系统不良反应（镇静时间延长、健忘、认知功能障碍、行为异常、谵妄、抑郁）；②呼吸抑制；③共济失调和跌倒	高（4.18）

续表

药物名称	风险点	风险强度赋值均数
苯海索	①抗胆碱能不良反应（口干、视物模糊、心动过速、恶心、呕吐、尿潴留、便秘）；②长期应用可出现神经系统不良反应（嗜睡、抑郁、记忆力下降、幻觉、意识混乱）	低（3.68）
二氢麦角碱	①疗效不确切；②用药风险大于获益；③血管收缩可引起心绞痛、高血压	低（3.87）
已酮可可碱	①疗效不确切；②用药风险大于获益；③直立性低血压和跌倒	低（3.97）
精神药物		
氯丙嗪	①直立性低血压、心悸或心电图改变；②锥体外系不良反应（震颤、僵直、流涎、运动迟缓、静坐不能、急性肌张力障碍），长期大量服药可引起迟发性运动障碍；③次选药物	高（4.24）
氟奋乃静	①神经系统不良反成（如迟发性运动障碍、类帕金森症状、张力障碍、静坐不能、认知功能障碍、镇静时间延长）；②抗胆碱能不良反应（尿潴留、便秘、视觉改变）；③直立性低血压；④跌倒；⑤增加精神病患者的死亡风险	高（4.09）
奋乃静	①神经系统不良反应（如迟发性运动障碍、类帕金森症状、张力障碍、静坐不能、认知功能障碍、镇静时间延长）；②抗胆碱能不良反应（尿潴留、便秘、视觉改变）；③直立性低血压；④跌倒；⑤增加精神病患者的死亡风险	高（4.16）
氟哌啶醇	①神经系统不良反应（如迟发性运动障碍、类帕金森症状、张力障碍、静坐不能、认知功能障碍、镇静时间延长）；②抗胆碱能不良反应（尿潴留、便秘、视觉改变）；③直立性低血压；④跌倒；⑤增加精神病患者的死亡风险	高（4.00）
舒必利	①锥体外系不良反应；②迟发性运动障碍	低（3.73）
氯氮平	①神经系统不良反应（帕金森病、肌张力减退、镇静时间延长）；②抗胆碱能不良反应；③粒细胞缺乏症；④心肌炎；⑤增加精神病患者的死亡风险	低（3.89）
氟西汀	①神经不良反应（失眠、头晕、意识不清、烦乱、激动）；②低钠血症；③半衰期长	高（4.08）
氟伏沙明	①恶心、呕吐；②困倦、头晕；③抗胆碱能不良反应（口干、便秘）	低（3.74）
阿米替林	①较强的抗胆碱能不良反应（便秘、口干、尿潴留、青光眼）；②神经系统不良反应（镇静时间延长、嗜睡、意识不清、认知功能障碍、谵妄）；③过量产生心脏毒性；④直立性低血压；⑤跌倒；⑥风险大于获益	高（4.71）
多塞平	①较强的抗胆碱能不良反应（便秘、口干、尿潴留、青光眼）；②神经系统不良反应（镇静时间延长、嗜睡、意识不清、认知功能障碍、谵妄）；③过量产生心脏毒性；④直立性低血压；⑤跌倒；⑥风险大于获益	高（4.19）
马普替林	①较强的抗胆碱能不良反应（便秘、口干、尿潴留、青光眼）；②神经系统不良反应（镇静时间延长、嗜睡、意识不清、认知功能障碍、谵妄）；③过量产生心脏毒性；④直立性低血压；⑤跌倒；⑥风险大于获益	高（4.16）

续表

药物名称	风险点	风险强度赋值均数
阿立哌唑	①避免用于痴呆患者行为异常的治疗，仅在非药物治疗失败或患者对自己或他人造成威胁时应用；②增加痴呆患者的脑血管意外及死亡风险	低（3.77）
喹硫平	①避免用于痴呆患者行为异常的治疗，仅在非药物治疗失败或患者对自己或他人造成威胁时应用；②增加痴呆患者的脑血管意外及死亡风险	低（3.69）
解热、镇痛、抗炎与抗风湿药及抗痛风药		
吲哚美辛	①神经系统不良反应多于其他非甾体抗炎药；②消化道出血、溃疡或穿孔；③肝损伤；④肾损伤	高（4.58）
酮洛芬	①消化道出血、溃疡或穿孔；②高血压；③肝损伤；④肾损伤	低（3.97）
吡罗昔康	①消化道出血、溃疡或穿孔；②肾损伤；③高血压	高（4.15）
保泰松	①消化道出血、溃疡或穿孔；②血液系统不良反应	高（4.31）
依托考昔	①消化道出血、溃疡或穿孔；②存在心血管方面的禁忌证	低（3.67）
萘普生	①消化道出血、溃疡；②肾损伤；③高血压	低（3.89）
萘丁美酮	①消化道出血、溃疡；②避免长期使用，除非其他可选择药物疗效不佳，应同时服用胃黏膜保护剂	高（4.03）
≥2 种非甾体抗炎药合用	未见疗效提高，但发生不良反应的风险增加	高（4.38）
心血管系统用药		
硝苯地平（常释剂型）	①心肌梗死或脑卒中的风险增加；②低血压；③便秘	高（4.00）
可乐定	①直立性低血压；②心动过缓；③晕厥	高（4.81）
普鲁卡因胺	①避免作为心房颤动的一线用药；②对于老年患者，控制心率比控制心律可更多获益	低（3.97）
抗感染药物		
万古霉素	①皮肤反应（Stevens-Johnson 综合征、中毒性表皮坏死症、剥脱性皮炎）；②肝损伤；③肾损伤；④休克、过敏样症状	低（3.94）
加替沙星	①血糖异常改变（高血糖、低血糖）；②神经系统不良反应（头晕、痉挛、抽搐、晕厥、意识模糊、昏迷、癫痫、精神异常）；③心脏不良反应（心悸、心动过缓、QT 间期延长）	高（4.29）
抗过敏药		
氯苯那敏	①抗胆碱能不良反应（便秘、口干、尿潴留）；②神经系统不良反应（镇静时间延长、嗜睡、意识不清、谵妄）；③心电图变化（QT 间期延长）；④老年人过敏反应首选非抗胆碱能抗组胺药	低（3.94）
内分泌系统用药		
格列本脲	为长效药物，可引起低血糖	低（3.91）
甲地孕酮	①增加血栓风险；②增加老年患者死亡风险	低（3.76）
血液系统用药		

续表

药物名称	风险点	风险强度赋值均数
噻氯匹定	①防治血栓作用并不优于阿司匹林；②血液系统不良反应（中性粒细胞减少/粒细胞缺乏、血栓性血小板减少性紫癜、再生障碍性贫血、出血倾向）	高（4.71）
华法林	①个体差异大，蛋白质结合率高，过量易致大出血；②老年人服用药物多，且生理状态改变，可能的相互作用及单药导致的不良反应风险增加；③常规监测凝血指标	高（4.37）
消化系统用药		
颠茄生物碱	①疗效不确切；②抗胆碱能作用强；③避免使用（特别是长期使用）	高（4.02）
麻醉药与麻醉辅助用药		
哌替啶	①神经系统不良反应（意识不清、谵妄、癫痫发作、镇静）；②呼吸抑制；③跌倒	高（4.74）
曲马多	①神经系统不良反应（癫痫发作、谵妄、眩晕）；②呕吐；③便秘	低（3.72）
吗啡、吗啡缓释片	①使用过量易出现呼吸抑制；②一旦发生呼吸抑制则持续时间长	高（4.00）
骨骼肌松弛药		
巴氯芬	①跌倒；②神经系统不良反应（健忘、意识障碍、嗜睡、谵妄、头痛、镇静）	低（3.93）
氯唑沙宗	①难以耐受的抗胆碱能不良反应；②可耐受剂量的疗效不确定；③镇静；④骨折	低（3.69）
泌尿系统用药		
托特罗定	①抗胆碱能不良反应（便秘、口干）；②神经系统不良反应（谵妄、认知功能障碍）；③加重青光眼	低（3.77）
螺内酯（>25mg/d）	①避免用于心力衰竭或内生肌酐清除率<30ml/min的患者；②心力衰竭患者高血钾风险增加，尤其在剂量>25mg/d、合并使用非甾体抗炎药、血管紧张素转化酶抑制剂、血管紧张素受体拮抗剂或补钾制剂时	低（3.62）
呼吸系统用药		
茶碱	①心脏不良反应（心房纤维化、心房扑动和心动过速、心律失常）；②神经系统不良反应（癫痫、失眠、易激惹）；③恶心及腹泻（剂量相关性）	低（3.92）